科学のとびら62

ウイルス・ルネッサンス

ウイルスの知られざる新世界

山内一也 著

東京化学同人

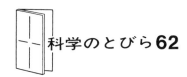

まえがき

一九世紀が終わる直前、ウシの口蹄疫とタバコモザイク病の原因として、動物ウイルスと植物ウイルスがそれぞれ初めて発見された。ここからウイルス学が始まった。当初、微小な細菌とみなされたウイルスが、細菌とは異なる存在ということが判明したのは二〇世紀半ばである。その頃からワクチンによるウイルス感染症の予防が進展し、その最大の成果になったのは、一九八〇年に世界保健機関（WHO）が宣言した天然痘の根絶である。一方、急速に進んだグローバル化に伴い、ヒト免疫不全ウイルスによるエイズをはじめとするさまざまなウイルス感染症の突然の出現に見舞われるようになり、二〇世紀後半はエマージングウイルスの時代となった。そして、ウイルスは危険な病原体というイメージがさらに強くなっていった。現在もウイルスといえば、エボラとかインフルエンザといった病気にすぐ結びつけられている。

しかし、二〇世紀の終わり頃から、病原体だけがウイルスの真の姿ではないと認識されるようになってきた。ウイルスは三〇億年前には地球上に出現していたことが推測された。そして、ウイルスは生物とともに進化してきた生命体という証拠が集まってきた。人類がチンパンジーから分かれたのは五〇〇〇万年前もしくは七〇〇〇万年前と推定されている。ウイルスの世界の中に人類は誕生したのである。ウイルスは単に病気を起こすための存在ではなく、もっと重要な役割を受持っていることがわかってきた。

二〇〇三年にヒトゲノムの解読結果が発表された。ヒトゲノムプロジェクトが産みだしたゲノム科学は、ウイルスが、ヒトの進化や胎児発生などに深く関わっていることを明らかにしつつある。善玉細菌と同様に、善玉ウイルスの側面があることも明らかになってきている。一方、小型の細菌よりも大きな巨大ウイルスがあいついで見つかり、ウイルスを含めていない現在の生物の定義に疑問が投げかけられている。

海洋には、天文学的数字の未知のウイルスが存在することがわかってきた。われわれの体の中でも、六〇〇兆を超す腸内細菌の世界に膨大な数のウイルス（ファージ）が共存しており、皮膚、呼吸器などほかの部位にも多くの種類のウイルスが存在することが明らかになりつつある。ウイルスは地球上で、最も多様性に富み、かつ、最も数多く存在する生命体であって、われわれはウイルスに囲まれて生きているのである。

これまで、私は岩波科学ライブラリー『ウイルスと人間』、『ウイルスと地球生命』などの著書で、広大なウイルス世界の一端を紹介してきたが、その後も生命体としてのウイルスに関する知見は急速に蓄積しつつある。これらの最新の情報を含めて、新しい視点から俯瞰したウイルスの世界を紹介する。

二〇一七年一月

山内一也

目次

第1章　ウイルスの本体

1　動物ウイルスと植物ウイルスの発見

ドイツのバルト海沿岸のグライフスヴァルト市と橋でつながった小島インゼル・リームスには、フリードリヒ・レフラー研究所がある。これは、口蹄疫ウイルス発見者のレフラーの名前をとって一九一〇年に設立されたもので、現在は、口蹄疫やウシ海綿状脳症（BSE）など、重要な家畜伝染病についての研究でヨーロッパにおける中心的存在になっている。一九九八年六月、ここで動物ウイルス発見一〇〇周年記念の催しが開かれ、私も出席した。レフラーは一八八〇年に、当時は無名だったロベルト・コッホが帝国衛生局に小さな細菌学研究室（注1）を設立したとき、コッホの最初の助手となり、一八八二年から一八八四年にかけて小児の死亡の最大の原因だったジフテリアの原因菌の発見と純培養に成功した科学者である（図1・1）。なお、北里柴三郎は一八八五年にレフラーあての紹介状を携えてベルリンに行き、コッホに師事したのであって、レフラーから直接指導を受けていた。

一八八八年にグライフスヴァルト大学公衆衛生研究所教授となったレフラーは、一八九七年、農業に多大の経済的被害を与えていた口蹄疫に関するドイツ政府の調査団の団長に任命された。彼は口蹄疫の原因も細菌と考えており、伝染病研究所時代の同僚ポール・フロッシュとともに口蹄疫の病原菌

（注1）コッホはのちに細菌学の父とよばれた。細菌学研究室は一八八四年に伝染病研究所（通称コッホ研究所）として独立した。

の分離と予防法の研究を行った。まず、病牛の水疱からガラス毛細管で無菌的に採取した内容液をさまざまな培地で培養したが、細菌を見つけることができなかった。口蹄疫の病原体は、普通の培地で増殖できる細菌ではなかったのである。ついで、病牛の水疱液を細菌フィルターで二〜三回沪過して仔ウシの静脈内に接種したところ、細菌が除去されていたにもかかわらず仔ウシは典型的な口蹄疫の症状を出して死亡した。さらにほかのウシにも病気を広げた。

ここで彼らはこの実験結果について、①無菌の水疱液に、可溶性で強い活性の毒素が含まれている、②口蹄疫の病原体は細菌フィルターを通過する非常に小さいもので、しかも、ごくわずかの量で体重二〇〇キログラムの仔ウシを発病させる、という二つの可能性を考えた。ブタも口蹄疫にかかり、し

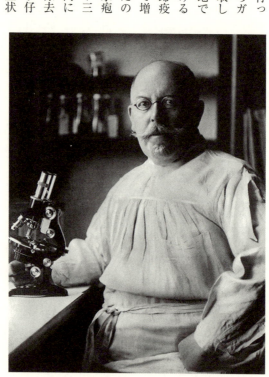

図 1・1　レフラー（F. Murphy 提供）

かもウシより小型で実験に適していることから、彼らは、病牛の水疱液の沪液を希釈してブタに接種し、生じた水疱液を、再び希釈して別のブタに接種するという実験を繰返した結果、計算上、二兆五千億倍に希釈しても活性を保有していると推測した。そして、毒素がこのように微量で活性を示すことはないため、増殖できる小さな微生物が病原体と結論した。この結果は、一八九八年に報告された。これが動物ウイルスの最初の発見となった。

一方、植物ウイルスでは、それよりも前、一八九二年にロシアの生物学者ディミトリ・イワノフスキイが、セント・ペテルスブルク科学アカデミーで発表した、クリミアで発生したタバコの病気の調査報告の最後で、タバコモザイク病のタバコの葉の搾り液は細菌フィルターで沪過しても感染性があったことを述べていた。しかし彼は、タバコモザイク病の病原体は沪過されなかった方の細菌であって、沪過されたのは細菌が産生した毒素と主張していた。イワノフスキイのロシア語の報告は知らないまま、オランダのマルチヌス・ベイエリンクは、一八九八年に同様の実験成績をオランダ王立芸術科学アカデミーで報告した（図1・2）。このオランダ語の報告は翌年、ドイツ語の論

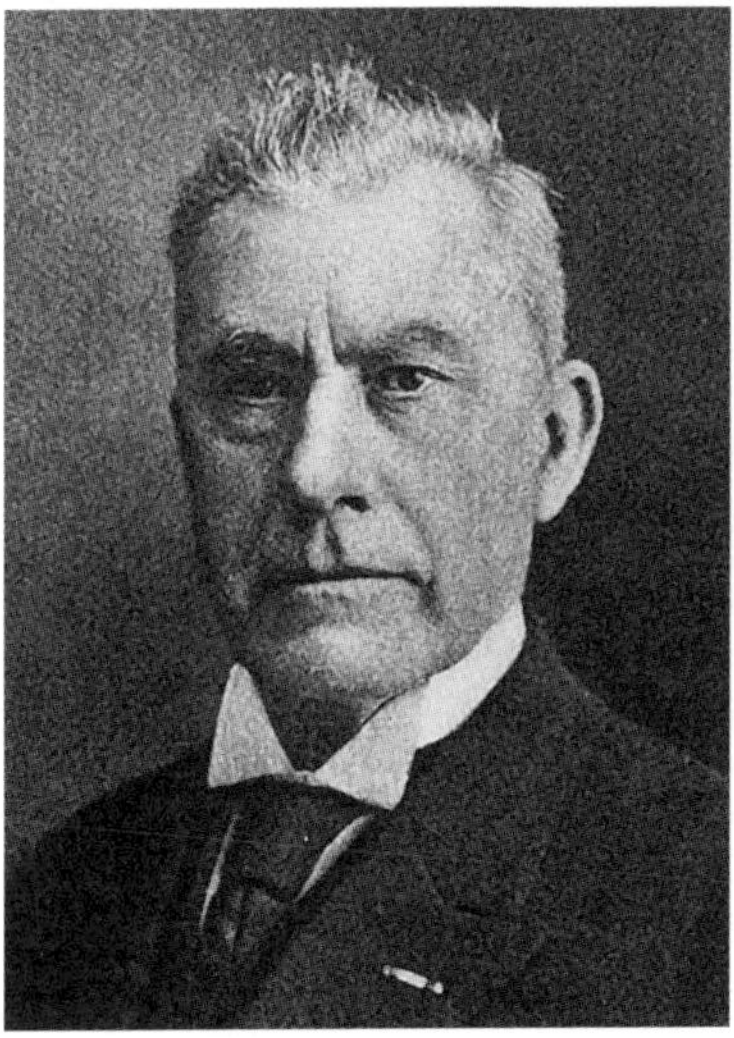

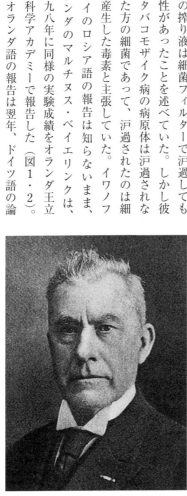

図 1・2　ベイエリンク（F. Murphy 提供）

文として発表された。ベイエリンクは論文の中でウイルスという用語を初めて用いた。そして、ウイルスが粒子なのか可溶性のものかを知るために、寒天平板の上に病気のタバコの葉の搾り液を添加したところ、寒天層の深部にも感染性がみられたことから、「生きた伝染性の液体」による病気と主張した。

最初にウイルスを発見したのはイワノフスキイであるが、彼は生涯、毒素説を唱えていたため、微生物としてのウイルスの発見は、レフラーとベイエリンクとみなされている。ウイルスの本体についてのレフラーの粒子説とベイエリンクの液性物質説の論争は、一九三九年、ドイツのヘルムート・ルスカが電子顕微鏡でタバコモザイクウイルスの粒子を初めて観察したことで決着がついた（図１・３）。

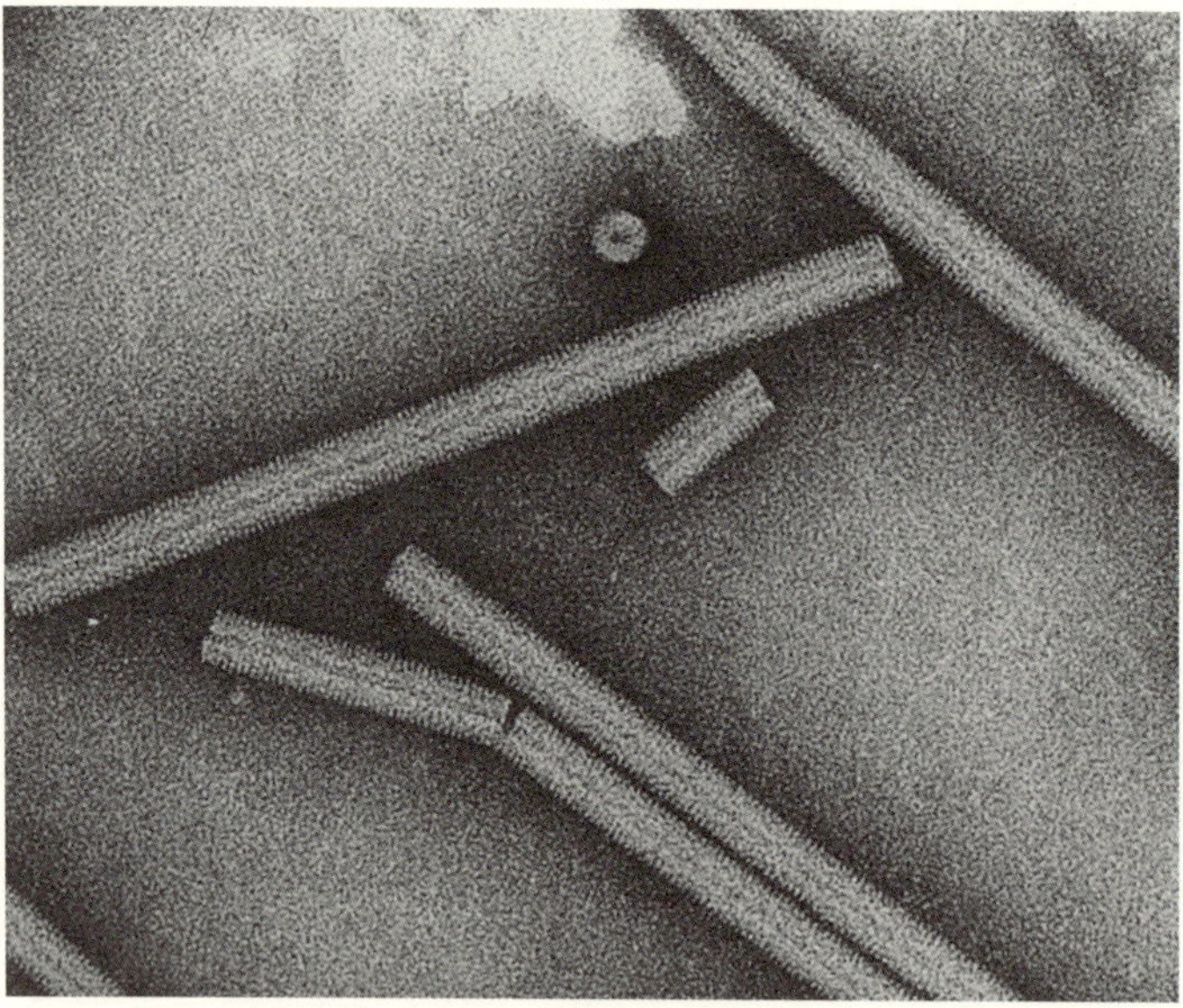

図 1・3　タバコモザイクウイルスの電子顕微鏡写真　（F. Murphy 提供）

2　細菌ウイルス（ファージ）の発見

ロンドン大学ブラウン研究所は、動物の診療と研究のために一八七一年に設立された。フレデリック・トゥオート（図１・４）が一九〇九年に八代目所長となり、一九四四年ドイツ軍の爆撃で研究所が破壊されて閉鎖されるまで所長を務めた。彼は細菌学者で、一九一二年にはウシやヒツジに感染するヨーネ菌（結核菌など同じ抗酸菌の一つで、パラ結核菌の別名がある）の培養に初めて成功した。天然痘ワクチンから牛痘ウイルスを培養する実験も行っていたが、増殖してくるのは天

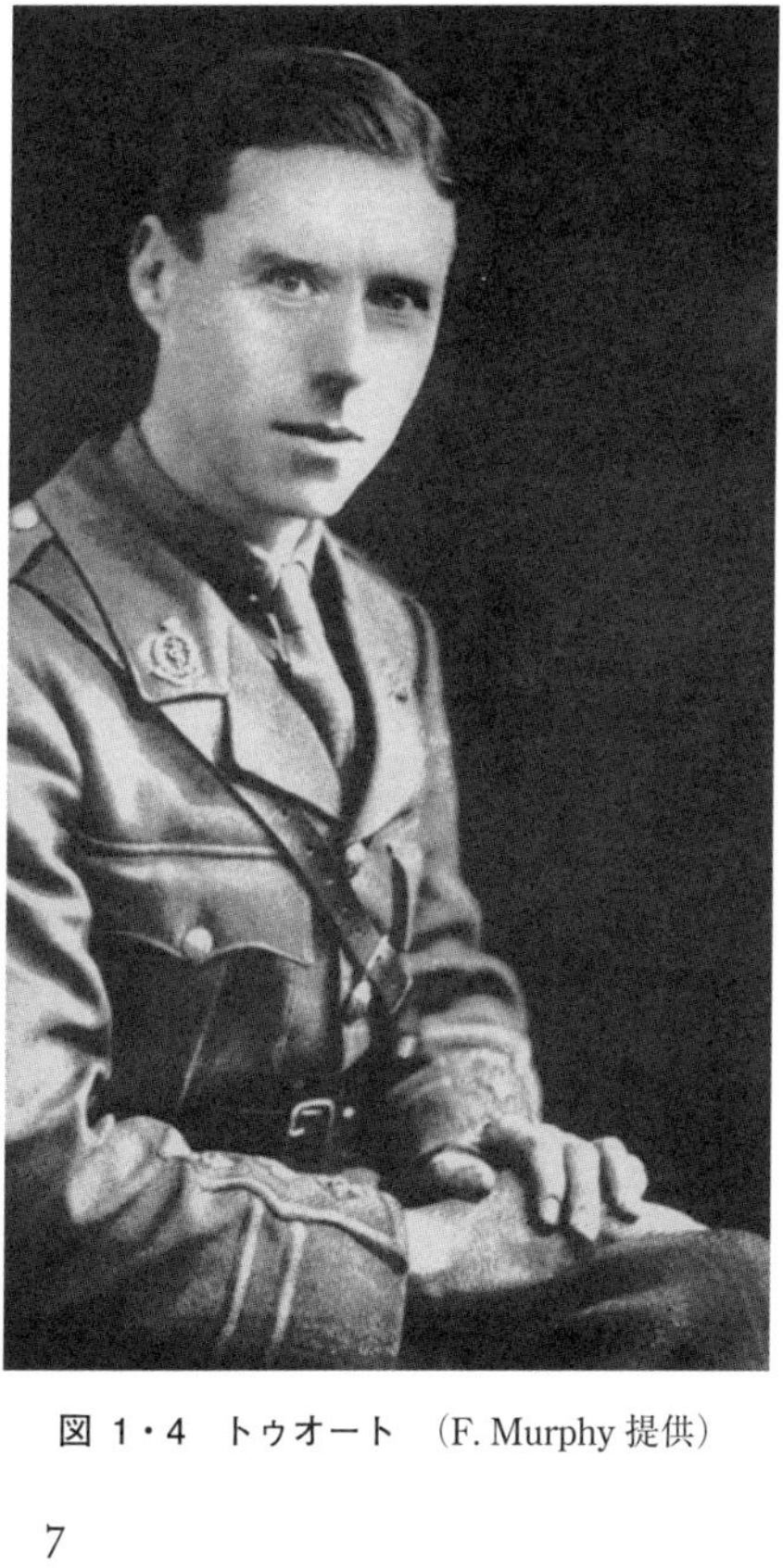

図 1・4　トゥオート　（F. Murphy 提供）

然痘ワクチンに混入していたブドウ球菌だった。天然痘ワクチンはウシの腹部に傷をつけて、そこに牛痘を接種して生じる膿からつくられていたため、種々の雑菌、特にブドウ球菌が膿の中には多く含まれていた。ブドウ球菌の培養になってしまった天然痘ワクチン接種実験の最中、彼は寒天平板上のブドウ球菌のコロニーの中に透明な領域のあることに気がついた。その領域の物質は、高度に希釈してもブドウ球菌に添加すると溶解活性を示した。溶解活性は、細菌フィルターで沪過しても残り、ほかの細菌は溶解することなく、ブドウ球菌だけを溶解した。この細菌を溶解する物質の存在は、一九一五年に『ランセット』誌に報告されたが、ちょうど第一次世界大戦の最中で、ほとんど注目されなかった。

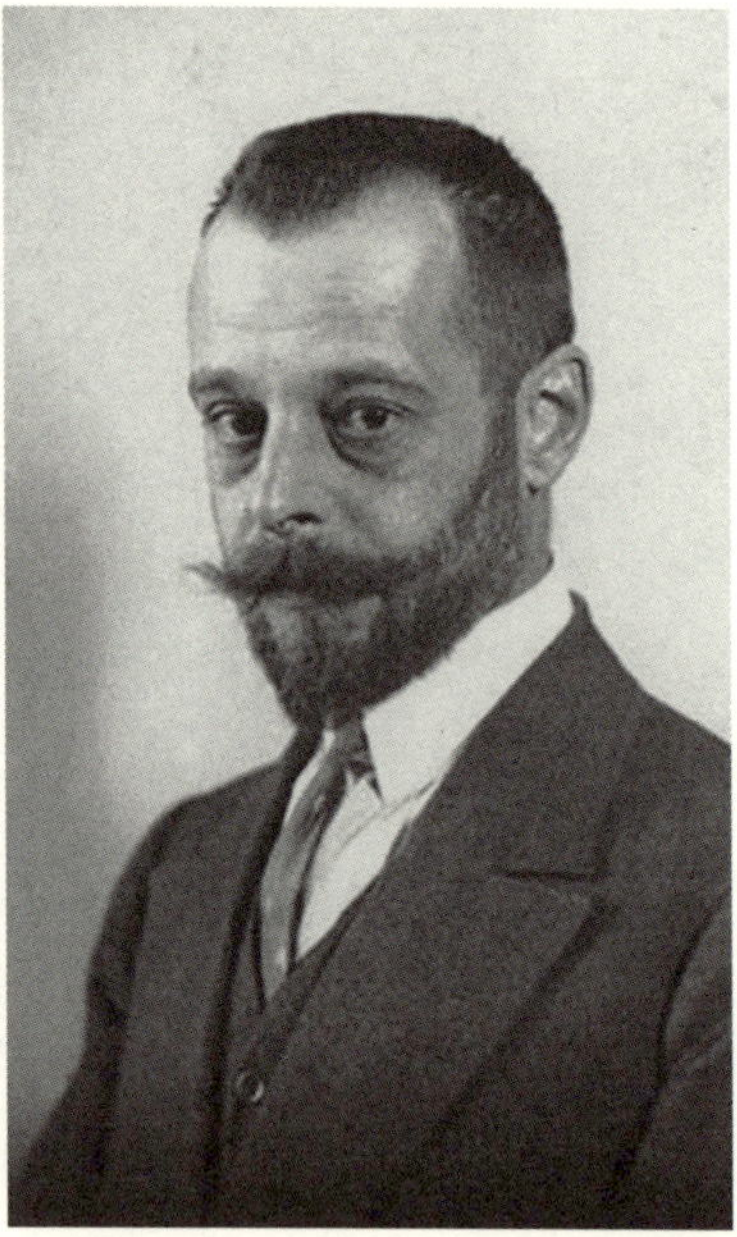
図 1・5　デレーユ（F. Murphy 提供）

一九一〇年、パスツール研究所の無給所員のフェリックス・デレーユ（図1・5）は、メキシコでイナゴに発生した致死的な下痢から球桿菌を分離した。彼は、この菌の強い毒性と伝播力に注目し、イナゴ退治に利用することを思い立った。生物農薬の発想である。最初アルゼンチンで、ついで一九一五年、チュニジアで起こったイナゴの大発生に試みた。その成果についての評価は分かれていたが、デレーユはこの球桿菌の培養の際に見いだした現象に興味をいだいた。この菌を初めて分離した際に寒天平板に直径二、三ミリメートルの透明な斑点が現れることに気がついていたが、チュニジアでも同じ現象を見つけたのである。チュニスのパスツール研究所長のシャルル・ニコル（注2）に見せたところ、「これは球桿菌が運んでいる沪過性ウイルスの徴候かもしれない。」と言われた。

その年にパリのパスツール研究所に戻ったデレーユは、パリ近郊の騎兵師団で発生した重症の赤痢の流行の調査を依頼された。彼が腸内細菌について強い関心をもっていることと、野外での豊富な経験が評価されたためである。イナゴの球桿菌で示唆された沪過性ウイルスを念頭において、彼は研究所の病院に入院した赤痢患者の便を細菌フィルターで沪過して、赤痢菌培養に加えてみた。その結果、入院初期の便では透明斑は見られなかったが、回復するころの便で透明斑が生じてきた。彼は寒天平板で見られた現象は患者の体の中でも起こっていて、これが回復をもたらしたと推測した。一九一六年、沪過性ウイルスと考えられるこの因子の名前を家族と相談してバクテリオファージ（細菌を食べるもの）（一般にファージとよばれている）と命名し、一九一七年、科学アカデミー紀要に「赤痢菌に拮抗する非可視性微生物について」という短報で発表した。

デレーユはファージを細菌感染の治療に用いることを目指した。一九一九年春、ある村でニワトリチフスの大流行が起こった。彼は、病気のニワトリの糞便からサルモネラを分離し、これが原因であ

（注2）発疹チフスがシラミに媒介されることを明らかにし、ノーベル賞を受賞している。

ることをまず明らかにした。ファージは、最初は見つからなかったが、回復したニワトリから分離された。そこで、病気が発生していた鶏舎でファージを飲水に混ぜてニワトリに与えた結果、病気が終息した。ファージ療法の動物実験に成功したのである。同じ年の八月に彼は、パリの小児病院で小児科医師に協力してもらって一二歳の重症の赤痢患者でファージ療法を試みた。医師の要求に従って、まず自分が、子供に与える量の一〇〇倍のファージを飲んで安全なことを示した。ついで、二ミリリットルのファージを患者に飲ませたところ、それまで一日に一〇回以上の血便を伴っていた患者の症状は翌朝には消失した。この成功からファージ療法はヨーロッパ諸国から米国へと広がった。一九二五年の『ニューヨークタイムズ』紙は、「微小な死の細菌に、さらに小さな敵」という記事でファージ療法の奇跡を紹介した。

非常に恐れられていた赤痢に劇的な治療効果を示したことから、ファージという名称と、デレーユの名前は世界各国に知れ渡った。一九二五年、『ランセット』誌にデレーユをファージ発見者と述べた総説が掲載されたことに対して、トゥオートは自分が最初の発見者だと抗議した。これに対して『ランセット』誌はトゥオート-デレーユ現象という表現を用いてきたと弁明していた。

3 ウイルスの本体解明へ

一九二九年、タバコモザイクウイルスをタバコの葉に塗ると、褐色の斑点（壊死斑）が出現し、その数がウイルスの希釈に比例することから、壊死斑によりウイルスを定量できるようになった。ロックフェラー医学研究所の化学者ウェンデル・スタンレーは、この定量法を用いて、タバコモザイクウイルスのタンパク質の精製を試みた。すでに同僚のジョン・ノースロップが胃の消化酵素ペプシンなど、いくつもの酵素タンパク質の結晶化に成功していたので、その方法を用いて、タバコモザイクウイルスに感染したタバコの葉の搾り汁を精製し、一九三五年、結晶化に成功した。このタンパク質は一〇〇億倍に希釈してもタバコの葉に壊死斑をつくっていた。タンパク質がウイルスの本体という彼の報告は大きな波紋をひき起こした。しかし、一九三六年には英国のウイルス学者F・C・ボーデンとN・W・ピリエが、タバコモザイクウイルスにはタンパク質は九五パーセントでRNA（リボ核酸）が五パーセント含まれていることを発表した。スタンレーは最初このRNAは混入したものと主張していたが、一九三七年にはRNAの存在を認め、結晶化されたのは、核タンパク質と考えを改めた。

一九五二年、米国のアルフレッド・ハーシーとマーサ・チェイスが大腸菌に感染するT2ファージで有名な実験を行った。放射性リンを含む培地で増やした大腸菌と放射性硫黄を含む培地で増やした大腸菌に、それぞれファージを接種した。リンはDNA（デオキシリボ核酸）に含まれるがタンパク質には含まれない。一方、硫黄はタンパク質に含まれるがDNAには含まれない。こうして、DNAまたはタンパク質のいずれかが放射性同位体で標識された二種類のファージが産生された。これらを普通の培地で増やした大腸菌に接種すると、ファージは殻を脱ぎ捨てて遺伝物質が大腸菌の細胞に注入され、子のウイルスが産生された。殻と大腸菌を遠心分離で分けた結果、放射性硫黄は九〇パーセントが空っぽになった殻で検出され、大腸菌には八五パーセントの放射性リンが検出された。この結果

コラム

ウイルス量測定法の進展

ウイルス学研究で最も重要な手段の一つは、ウイルス量の測定法である。前述のように、タバコモザイクウイルスでは、タバコの葉での局所病変斑を数える方法があった（図1・6）。ファージでは、細菌のコロニーを数えるのと同じように、寒天平板上の細菌の層に生じるプラークを数えるという簡便な試験管内測定法があった。そのため、ウイルスの増殖機構など基礎的な性状の研究にはファージが主役となり、その結果として分子生物学の誕生をもたらした。

一方、動物ウイルスを定量するには、動物に接種しなければならなかった。

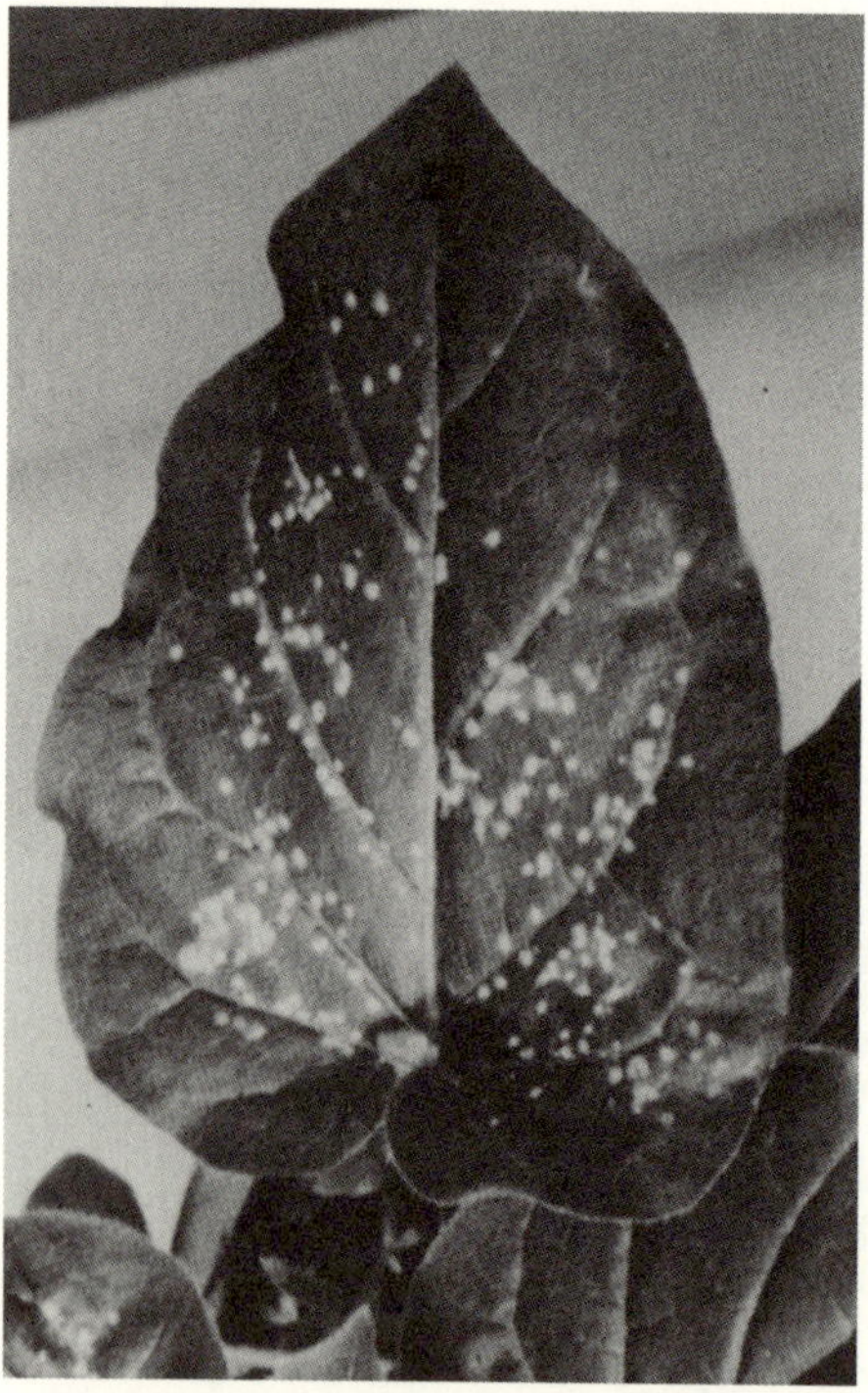

図 1・6　タバコモザイクウイルスによるタバコの葉の局所病変斑

一九三〇年代に黄熱ウイルスやポリオウイルスがマウスで実験できるようになったものの、多数の動物の使用には限界があり、動物間の個体差など問題が多く、詳細な定量にはほど遠かった。同じころ、ワクチニアウイルスやヘルペスウイルスなどでは、孵化中のニワトリ胚を包む漿尿膜の上に生じる斑点（ポック）を数える手法が生まれた（図1・7）。しかし技術的に難しく、また応用できるウイルスが限られていた。

一九四八年にジョン・エンダースがポリオウイルスを培養細胞で増殖させることに成功し、一九五二年にレナート・ダルベッコがウイルスによる細胞破壊の結果、細胞層に生じるプラークを数える方法を考案した。ここで初めて定量性のある試験管内測定法が生まれ、動物ウイルス学の進展につながったのである。

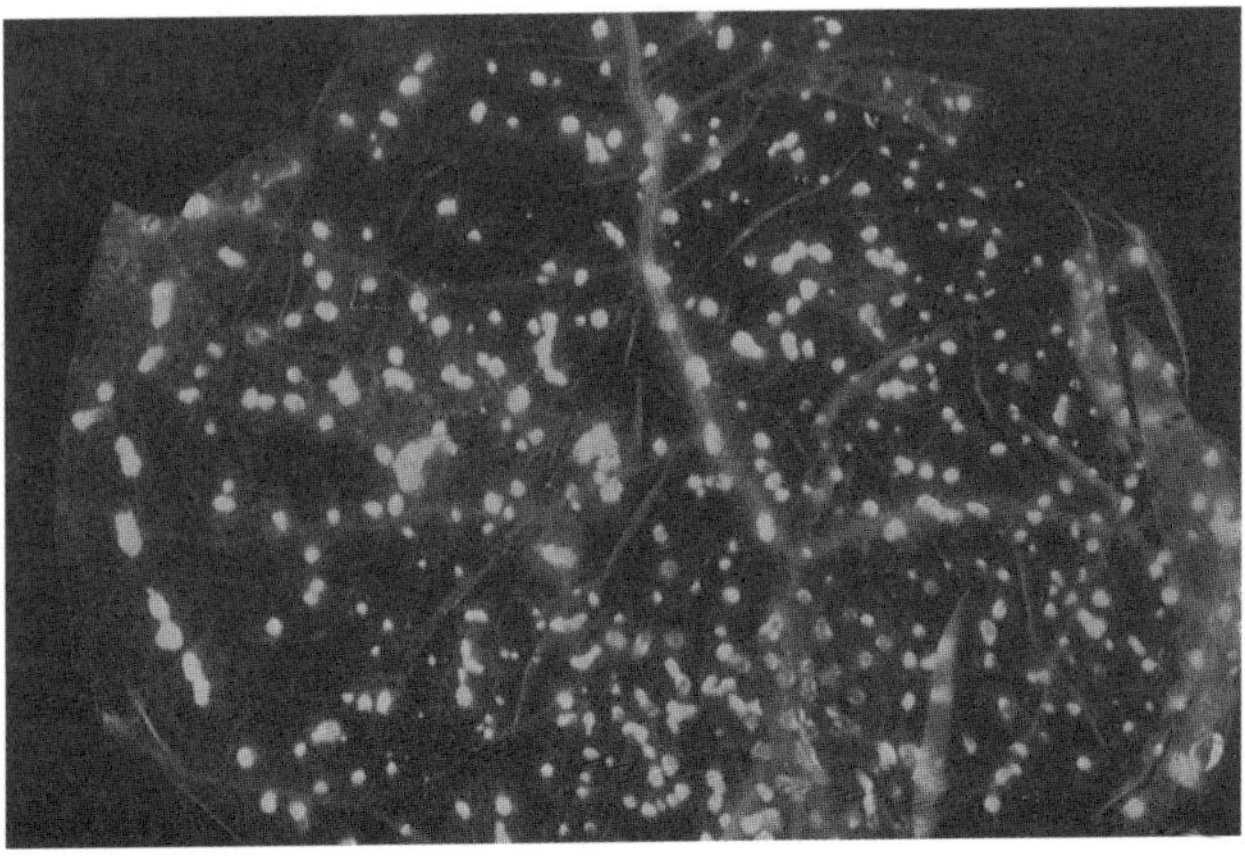

図 1・7　孵化鶏卵漿尿膜上のヘルペスウイルスによるポック

は、遺伝物質がＤＮＡであることを示していた。

遺伝情報を担うのはＤＮＡという考えは、すでに一九四四年にオズワルド・アヴェリーが提唱していたが、遺伝学者の多くが反対していた。T2ファージの実験結果はアヴェリーの説を支持する証拠となった。

一九五三年にはジェームズ・ワトソンとフランシス・クリックがＤＮＡの二重らせん構造を発表した。同じ年、日本では、細菌学会の一分科会になっていたウイルスグループは独立して、ウイルス学会が設立された。その頃には、ウイルスは細菌とは別の存在と認識されるようになっていたのである。

一九五五年にはハインツ・フレンケル=コンラートとロブリー・ウイリアムズが、精製したタバコモザイクウイルスのＲＮＡと殻（カプシド）のタンパク質を試験管の中で混合して感染性ウイルスができることを示し、ＲＮＡが遺伝情報を担っていることを証明した。こうして、ウイルスの本体はタンパク質の殻に包まれたＤＮＡまたはＲＮＡからなる粒子であることが明らかになった。

4　古細菌ウイルスの発見

二〇世紀はじめから、塩類濃度がきわめて高い塩湖や塩田、高温の火山といった極限環境から細菌が分離されるようになり、これらは古細菌（アーキア）とよばれた。当時、生物は真核生物（動物、植物、真菌）と原核生物（細菌、古細菌）の二つに分類されていた。一九七七年、カール・ウーズは細胞の中心的機能を果たすリボソームRNAのサブユニット（16S RNA）の塩基配列を比較検討して、古細菌は細菌とは異なる系列で進化してきたとして、生物界を三つに分けた。そして一九九〇年に、真核生物、真正細菌、古細菌（注3）という三つのドメイン分類を提唱した。

それ以前の一九七〇年はじめには、高濃度の塩類のもとで生育する高度好塩菌から、古細菌ファージは分離されていた。そののち、ヨーロッパ、アジア、北米などの極限の地球環境から数多くの古細菌ファージが分離されてきた。その一つとして、一九九六年に鹿児島湾の浅海で分離されアエロピュラムペルニクス菌と命名された古細菌は一〇〇度近い温度で増殖するが、これからもファージが分離されている。

電子顕微鏡での観察から、古細菌ウイルスのほとんどは、宿主の古細菌を溶解することなく、その細胞内で増殖し、古細菌から古細菌へ直接ウイルスが伝達されるものと推測されている。これにより、極限の環境のもとでも、ウイルスは不活化されずにすむというわけである。

二〇〇三年、米国モンタナ州立大学のマーク・ヤングらは、イエローストーン国立公園の間欠泉から分離された超好熱性・好酸性の古細菌の一つスルフォルブス菌から、正二十面体の構造をもったウイルス（sulfolobus turreted icosahedral virus、STIV）を分離した。これは戦闘機の銃座のような小さな角《つの》に似た出っ張りをもつ特徴的なウイルス粒子である（図1・8）。この殻（カプシド）に

（注3）古細菌は、ギリシャ語のArchea（太古）から付けられたArchebacteriaの和訳だが、進化の過程で、真正細菌よりも真核生物に近いことがわかり、アーキアとよばれることが多い。本書では、一般的な古細菌の名称を用いる。

は、ヒトのアデノウイルス（動物ウイルス）、藻類のクロレラウイルス（植物ウイルス）、ファージPRD1株（細菌ウイルス）と共通する構造が認められている。そこで、真正細菌と古細菌、真核生物とが分かれた三〇億年前には、これらウイルスの共通祖先がすでに存在していたと推測されている（図1・9）。

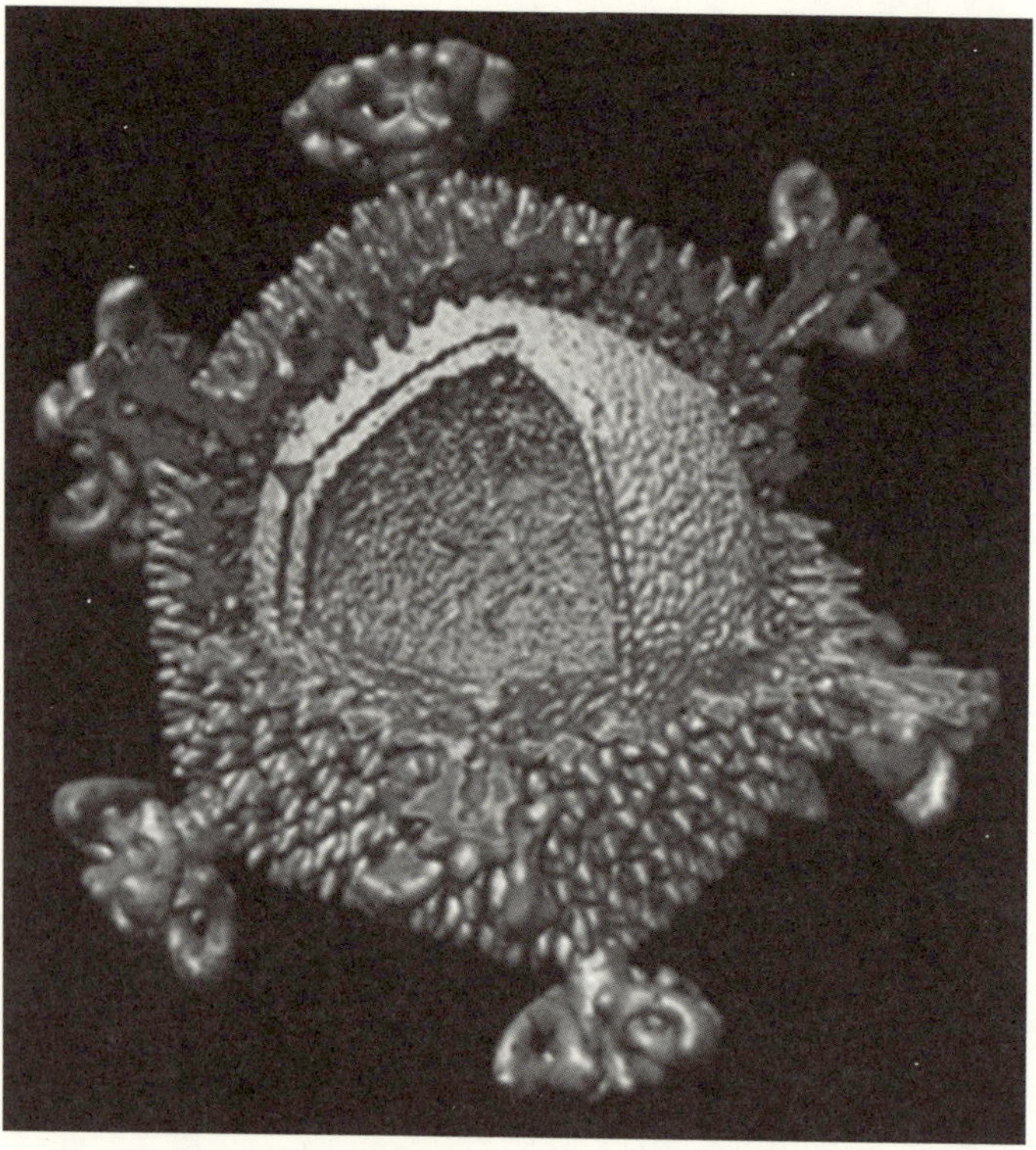

図 1・8　古細菌ウイルス STIV-1　W.S.A.Maaty, A.C.Ortmann, M.Dlakic, *et al.*, *J.Virol.*, **80**, 7625〜7635 (2006).

5　ウイルスは生きている

生物の細胞には、遺伝情報を担う核酸(DNA)、タンパク質の合成装置としてのリボソームや、エネルギー産生装置のミトコンドリアが備わっていて、二分裂で増殖する。一方、ウイルスは、細胞がなく、遺伝情報を担う核酸(DNAまたはRNA)とそれを取囲むタンパク質の殻(カプシド)だけという単純な構造になっている。このほか、多くのウイルスではカプシドを包む被膜(エンベロープ)がある。そこで、ウイルスはDNAウイルスとRNAウイルスに大別され、それぞれに非エンベロープタイプとエンベロープタイプがある(図1・10)。

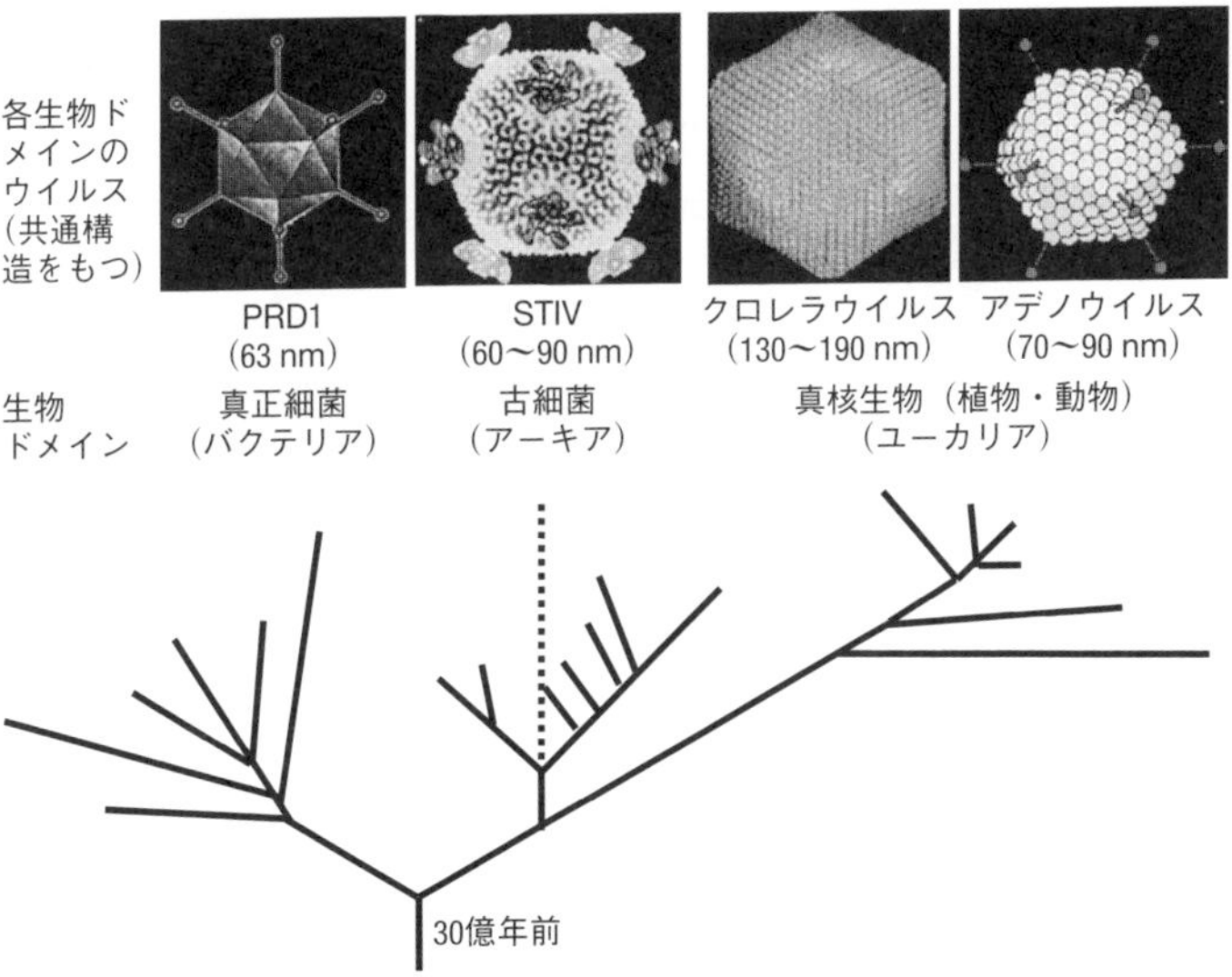

図1・9　ウイルスの出現

子孫のウイルスを産生するためには、ウイルスは細胞に感染し、細胞のタンパク質合成やエネルギー産生の機能を利用しなければならない。細胞の二分裂増殖とは異なり、ウイルスの場合には、図1・11に示したように、感染した細胞内で、核酸の複製、タンパク質の合成が行われ、それらが細胞内でウイルス粒子に組

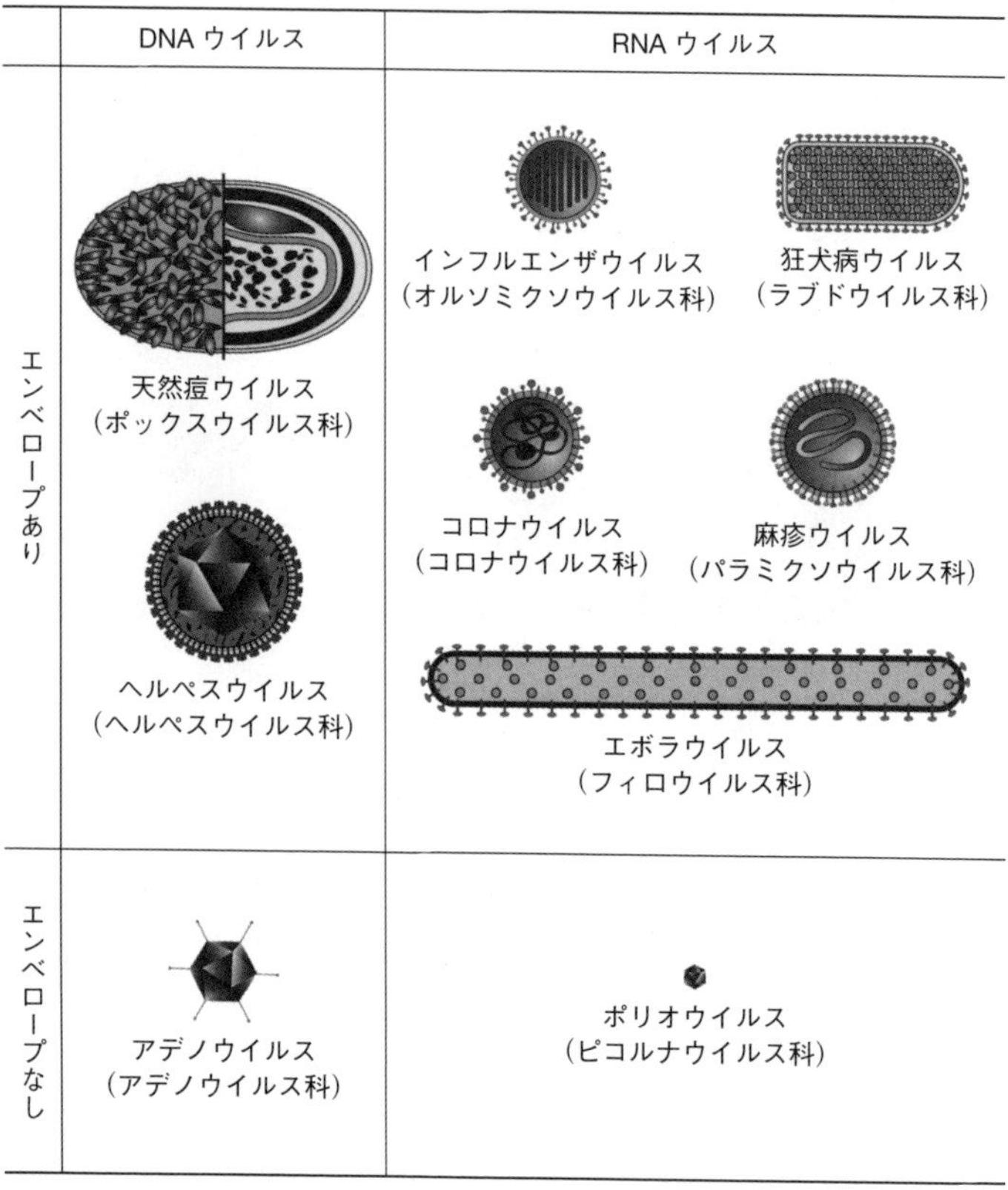

図1・10　ウイルスの分類

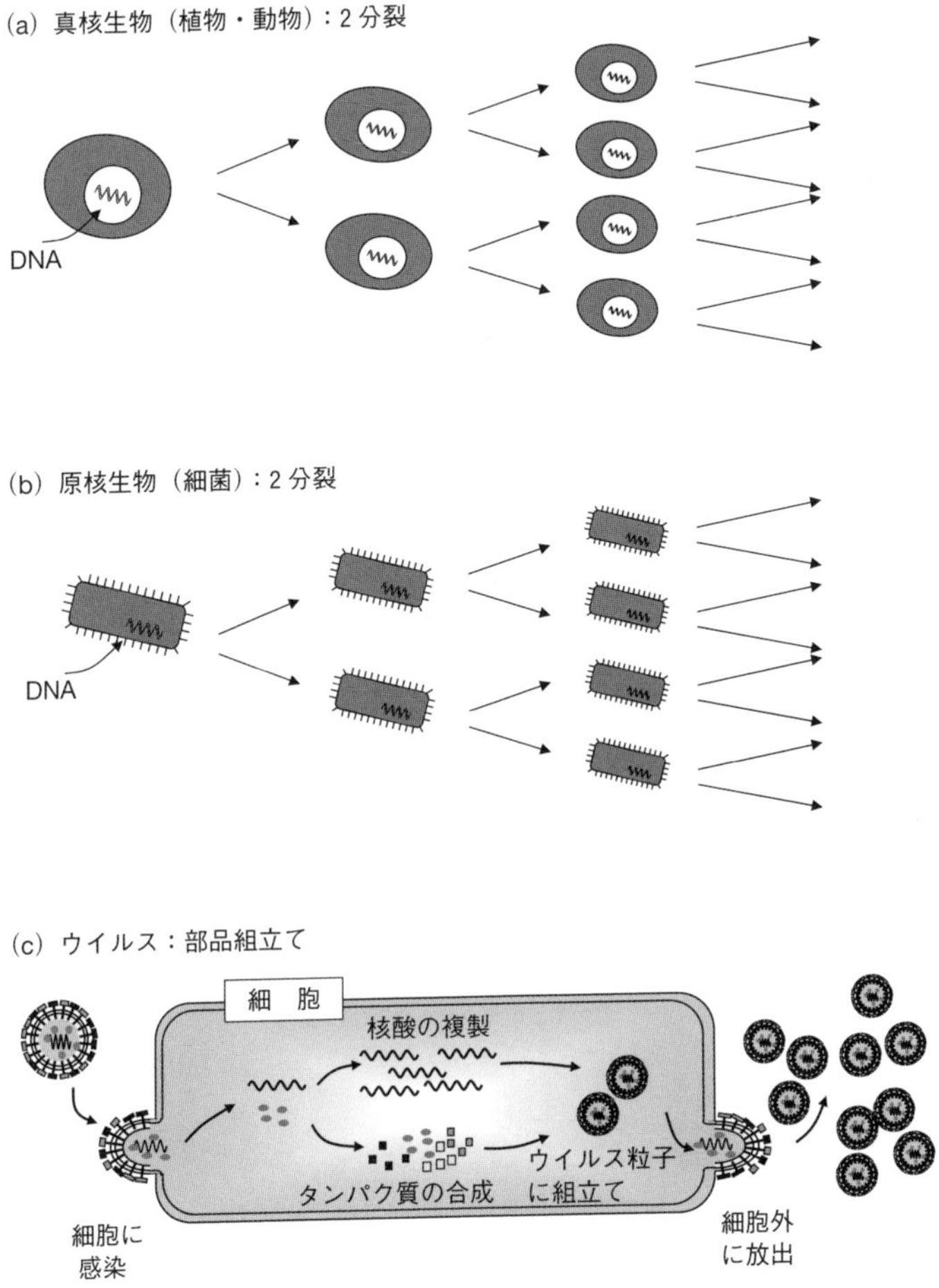

図 1・11　ウイルスの増殖様式（生物との比較）

立てられて、細胞外に放出される仕組みになっている。

ウイルスは生物の特徴である細胞がなくリボソームもないため、生物とはみなされていない。生物でないウイルスは、生きていないということになるのだろうか。一九四四年、物理学者エルヴィン・シュレーディンガーは、著書『生命（life）とは何か』で、生物（living organism）にみられる生命活動は複製と代謝であるとして、複製は分子構造の量子力学的安定性から、代謝は負のエントロピーを取込む生物の能力から説明した。しかし、生命の定義について見解は述べていない。この本は生命について多くの科学的議論をひき起こした。米国航空宇宙局（NASA）は、一九九四年、地球外生命の可能性を検討した委員会で、生命について七つの単語からなる基礎的定義を設けた。「self-sustaining chemical system capable of Darwinian evolution（ダーウィン進化が可能な自立性の化学系）」というものである。自立性という条件はあいまいで、人間も九種類の必須アミノ酸は食事から補給しなければならず、ビタミンCも合成できないという点では完全には自立していない。二〇一一年、イスラエルハイファ大学の進化生物学者エドワード・トリファノフは、数多く提唱されている生命の定義のなかから一二三を選んでそれらの言語学的構造を分析した結果、すべてに共通した三つの単語をつないで、「self-reproduction with variations（変異を伴う自己複製）」と定義した。これに対して遺伝可能な変異を伴う自己複製とするべきとの見解が出されている。どちらの定義でもウイルスには生命があるといえる。生化学者のニック・レーンは、二〇一五年の著書『The Vital Question（生命の疑問）』で、生命（life）と生きている（living）の違いを植物の胞子にたとえた。見たところ生きていない胞子は、適切な環境で生き返るので生命をもつとみなされる。この見方はウイルスにもあてはまると指摘している。ウイルスも、電子顕微鏡で見る粒子は単なる構造物だが、細胞内では生きているのである。

現在の生物の定義は、ウイルスの性状が十分に理解されていない時代につくられたものであり、後述する巨大ウイルスの発見などがきっかけとなって、生物の定義そのものについての議論も盛んになってきている。

第2章　ヒトウイルスの起源

ウイルスは生物に寄生しなければ増殖できないため、三〇億年前から生物とともに進化してきた。ヒトとチンパンジーが分岐したのは六〇〇万年前と推定されている。二〇万年くらい前に生まれた現世人類ホモサピエンスは、出現時からウイルスに囲まれていた。狩猟採集の生活を営んでいた人々は、さまざまな野生動物のウイルスに遭遇しており、それに感染する事態もしばしば起こっていた。そのうち、ヒトの間だけで存続するように進化したウイルスを、ここでは、ヒトウイルスとして、その起源を考えてみる。

1　農耕社会で生まれたヒトウイルス

狩猟採集の時代、小さな集団で生活していた人々の間で動物から感染したウイルスが広がることはなかった。一万年前にアフリカから北上して、農耕を始めて定住した生活を営むようになり、ヒトの集団は大きくなった。そして野生動物のウイルスがヒトからヒトに伝播される機会が増えてきた。その結果、ヒトだけに感染するように進化したウイルスが生まれた。その代表的なものは天然痘ウイルスと麻疹ウイルスである。いずれも人類史のなかで、最も恐れられた病気を起こしていた。患者は死亡するか、回復して終生免疫を獲得するため、ウイルスは常に感受性のあるヒトに感染していないと存続できない。それには相当数の人口の集団が必要で、その数は麻疹ウイルスの場合には、二〇万人ないし三〇万人と推定されている。

天然痘ウイルスはポックスウイルス科に分類されている。この科には、天然痘ワクチンに用いられたワクチニアウイルスと牛痘ウイルス、最近ヒトへの感染が問題になっているサル痘ウイルス（後述）、アフリカに生息するタテラ属のアレチネズミに感染しているタテラポックスウイルス、ラクダに感染するラクダポックスウイルスがある。タテラポックスウイルスとラクダポックスウイルスは、それぞれアレチネズミとラクダで高い病原性を示し、ほかの動物にはかからない。天然痘ウイルスがヒトにだけ感染するのと同様である。

これらのウイルスのゲノムの塩基配列から系統樹をつくってみると、図2・1のように、一つはワクチニアウイルス、牛痘ウイルス、サル痘ウイルスのグループ、もう一つは天然痘ウイルス、タテラポックスウイルス、ラクダポックスウイルスのグループに分けられた。この二つのグループは八〇〇〇年ほど前に分かれ、六〇〇〇年ほど前にワクチニアウイルスと牛痘ウイルスがサル痘ウイルスと分かれたと推定された。一方、天然痘ウイルス、タテラポックスウイルス、ラクダポックスウイルスのグループでは、アフリカにラクダが導入されたのが三五〇〇年から四五〇〇年前という事実も考慮して、ほぼ同じ時期、三〇〇〇年から四〇〇〇年くらい前に、三つのウイル

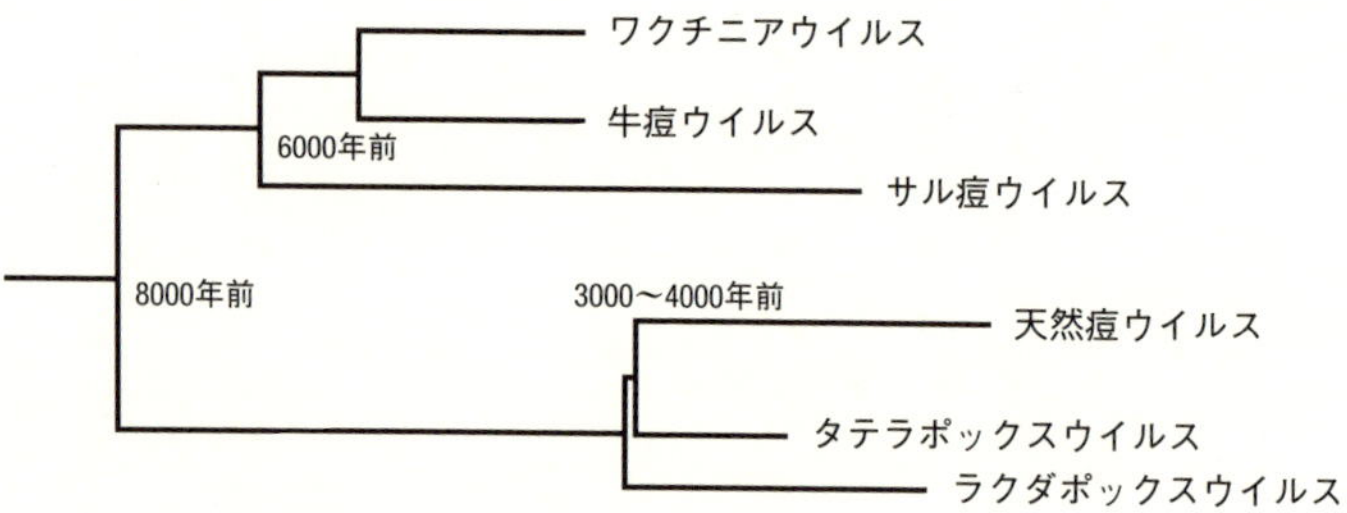

図 2・1　天然痘ウイルスの起源　R.C.Hendrickson, C.Wang, E.L.Hatcher, *et al.*, *Viruses*, **2**, 1933〜1967 (2010) を一部改変.

スが分かれたと推測された。これら二つのグループの共通の祖先ウイルスは、アフリカに生息する齧歯類が保有すると考えられている。つまり、齧歯類のウイルスにヒトが感染し、集団生活の社会で天然痘ウイルスが生まれたというわけである。

麻疹ウイルスは、農耕社会で、家畜との共同生活を通じて家畜のウイルスに感染した結果生まれたと考えられている。二〇一〇年、東北大学の押谷 仁たちは、ウイルス遺伝子の分子進化速度から計算した結果、麻疹ウイルスは一〇〇〇年くらい前に牛疫ウイルスから分岐して生まれたと推測した。牛疫ウイルスは四〇〇〇年前から農耕の重要な労力であるウシに致死的感染を起こしていたウイルスで、これがウシからヒトに感染し、ヒトの集団のなかで伝播しているうちに麻疹ウイルスに進化したと考えられているわけである。なお、牛疫ウイルスの祖先は不明だが、コウモリのウイルスだった可能性が高い。

2　生物との共進化で生まれたヒトウイルス

三〇億年の生物進化の過程で受け継がれて、ヒトのウイルスに進化したウイルスとして、ヘルペスウイルスとB型肝炎ウイルスがある。

ヘルペスウイルス

ヘルペスウイルスは、哺乳類（ヒト、サル、ウシ、ウマ、ブタ、イヌ、ネコ）、鳥類（ニワトリ、アヒル、シチメンチョウ、オウム)、爬虫類(トカゲ、コブラ、ウミガメ)、魚類(サケ、ナマズ、ウナギ)、両生類(カエル)といった脊椎動物に広く存在し、さらに無脊椎動物の軟体動物(カキなど)でも見つかっている。ウイルスのカプシドの構造の解析では、すべてのヘルペスウイルスに共通の祖先ウイルスは、少なくとも四億年前には存在していたと推定されている。生物進化とともに、それぞれの動物に固有のヘルペスウイルスが進化してきたのである。

ヒトの代表的ヘルペスウイルスである**単純ヘルペスウイルス**には、I型とII型があり、前者はおもに口唇ヘルペス、後者は性器ヘルペスを起こす。I型ウイルスは約六〇〇〇万年前、II型ウイルスは約一六〇〇万年前に、それぞれチンパンジーから原人に移ったと推定されている。ヘルペスウイルスは感染し回復したのちも神経細胞に潜伏する。さまざまな刺激で潜伏ウイルスは活性化して、神経軸索を経由して唇などの上皮細胞に運ばれて増殖し、唾液などを介して免疫のないヒトに伝播される。終生潜伏するウイルスは、麻疹ウイルスのように急速に体内から排除されるウイルスと違って、小さな集団の中でも存続できたのである。

B型肝炎ウイルス

B型肝炎ウイルスは、ヘパドナウイルス科(肝炎hepatitisとDNAウイルスに由来する名前)に分類されている。輸血、性行為、汚染注射器などで感染し、成人の多くでは一過性感染に終わり、ウイルスは排除されるが、三割くらいは急性肝炎となり、ときには劇症肝炎に進行することもある。母親がウイルスを保有している場合には、新生児は無症状のまま持続感染を起こして、のちに慢性肝炎から肝硬変、肝細胞がんにまで進行することがある。

ヘパドナウイルスは鳥類、齧歯類、霊長類と広く存在している。鳥類では、アヒル、サギ、ヒメハクガン、コウノトリ、オウムにそれぞれB型肝炎ウイルスがあり、ヒト以外の哺乳類では、ウッドチャック（マーモットの一種）、ジリス、北極ジリス、コウモリに、霊長類では、チンパンジー、ゴリラ、オランウータン、ギボンに持続感染している。

二〇一〇年には、スズメ目のキンカチョウのゲノムにB型肝炎ウイルスのDNA断片が見つかり、一九〇〇万年前から受け継がれてきたと推測された。恐竜もB型肝炎ウイルスに感染していたといわれている。さらに、二〇一五年にはアメリカの五大湖に生息する淡水魚シロサッカー（*Castomus commersonii*）でB型肝炎ウイルスのゲノムが検出され、電子顕微鏡で完全なウイルス粒子が見いだされた。このウイルスがシロサッカーの間で伝播されていることも確認された。B型肝炎ウイルスの歴史はヘルペスウイルスと同様に古く、おそらく四億年以上前から存在していて、進化の過程で、種を越えての感染がしばしば起こっていたと考えられる。

3　人獣共通感染症ウイルス

ヒトウイルスはすべて、過去に動物から感染したウイルスに由来すると考えられるが、現代社会で、動物からヒトに感染しているウイルスがある。これらは**人獣共通感染症ウイルス**とよばれている。

人類は地球上に出現して以来、動物の保有するウイルスに遭遇してきた。その代表的なものは狂犬病ウイルスと黄熱ウイルスである。紀元前一八八五年、シュメール人の法律には、「もしも犬が凶暴となり、飼い主がつないでおく命令を無視した結果、人を噛んで死亡させたときには罰金が課せられる」という記述がある。アリストテレス（紀元前三八四〜三二二年）は、狂犬病は動物を凶暴にし、犬自身も死亡し、噛まれた動物もすべて死ぬと述べていた。日本では、奈良時代の七一七年（養老元年）、古代国家の基本法典として発布された養老律令に、もしも狂犬病の犬がいれば打ち殺すこと、そして、これに違反すると鞭打ちの刑にするという趣旨の文言がある。

黄熱は、もとはアフリカでカとサルの間で循環し、狩猟採集の際などにヒトがカに刺されて感染していたもので、一五世紀以来、アフリカからの船で、カ、ヒト、動物により南米に持込まれたと推定されている。

ところで、人獣共通感染症は英語のズーノーシス（zoonosis）の和訳で、zoo（動物の）とギリシャ語の nosos（病気）を組合わせた造語であり、本来の意味は、動物からヒトが感染する病気のことをさす。ヒトと動物の間で双方向に感染が起こるニュアンスが強い共通感染症という用語よりも、**動物由来感染症**の方が適切である。

ウイルスが自然界で存続する場になっている動物は、自然宿主とよばれる。ヒトは多くの場合、終末宿主であって、ウイルス感染はほとんどの場合、一過性で終わる。これが、ヒトのウイルスに進化するには、図2・2に示した五つの段階が考えられる。

第1段階は自然宿主の動物の間での感染で、ヒトには感染していない。第2段階は、狂犬病ウイルスのように、動物から感染したヒトでのみ発病し、ほかのヒトには感染が広がらない場合である。第3段階になると、ヒトの間で濃厚接触があった場合、ヒトからヒトに広がる。エボラウイルスがその一例である。第4段階では、飛沫感染などにより多数のヒトに感染が起こる。重症急性呼吸器症候群（SARS）ウイルスがその一例である。SARSは後述するように迅速に封じ込めることができたが、もしもそのまま広がり続けていたら第5段階に進んで、完全にヒトのウイルスになった可能性がある。第5段階に進んだ例としては、前述の麻疹ウイルスや次に述べるヒト免疫不全ウイルスが代表的なものである。

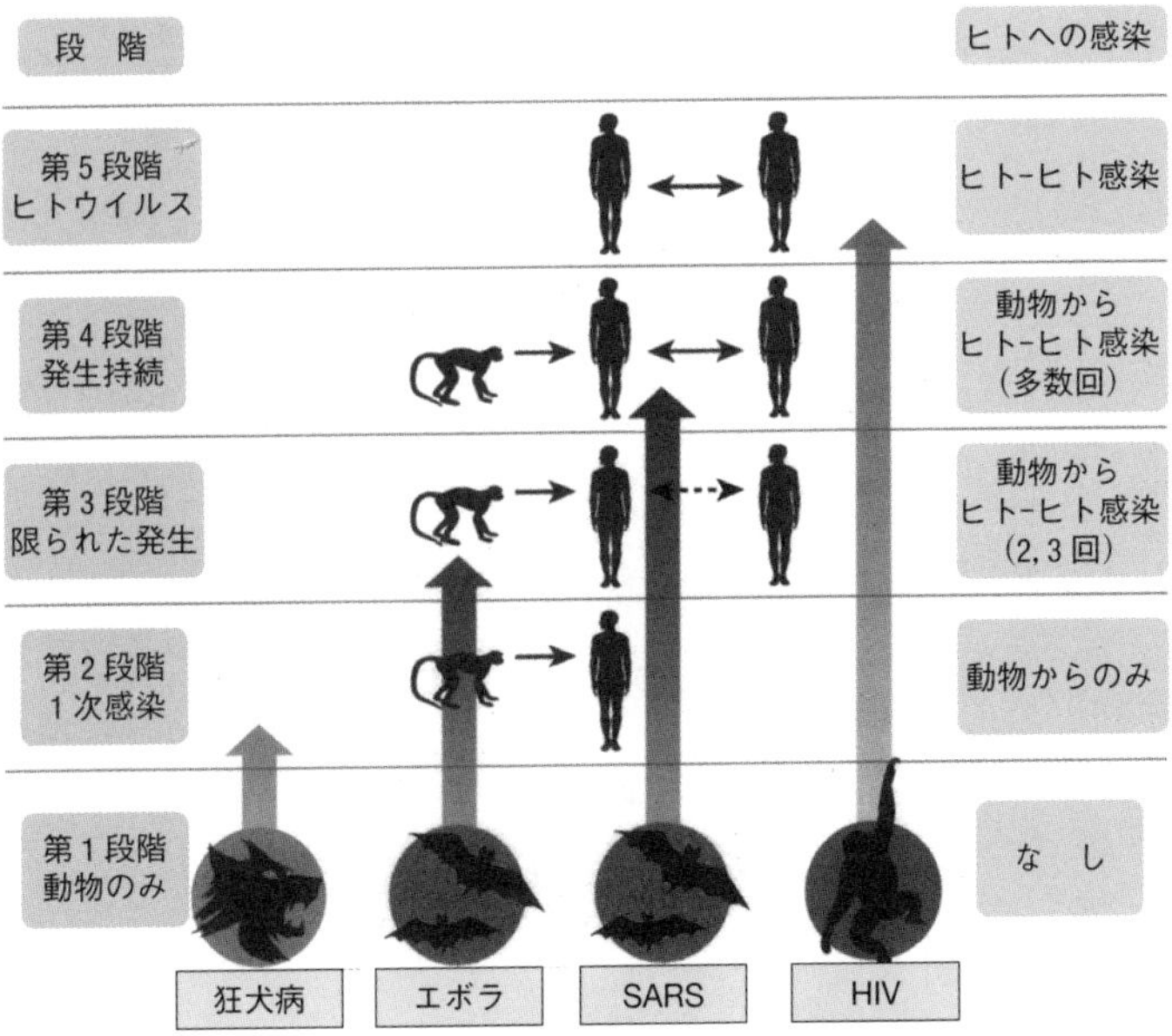

図 2・2　ヒトウイルスへの進化の段階　N.D.Wolfe, C.P.Dunavan, J.Diamond, *Nature*, **447**, 279〜283 (2007) を一部改変.

4　現在も生まれているヒトウイルス

ヒト免疫不全ウイルス（human immunodeficiency virus、ＨＩＶ）は二〇世紀にヒトウイルスに進化した。ＨＩＶには二つのタイプがあり、全世界で広がっているのはＨＩＶ-1で、ＨＩＶ-2は西アフリカに限局して発生している。ＨＩＶ-1は二〇世紀はじめにアフリカでチンパンジーのサル免疫不全ウイルス（simian immunodeficiency virus, SIVcpz）に一人のヒトが感染し、それがヒトの間で広がって生まれたと考えられている。ＨＩＶ-2はアフリカでオナガザル科のスーティーマンガベイのウイルス（SIVsm）に二〇世紀なかばに一人のヒトが感染した結果と考えられている。野生動物はアフリカでブッシュミートとして、現地の人々の重要な食糧になっており、そのなかにはサルも含まれる。サルの解体や調理の際にウイルスに感染した結果、ＨＩＶは生まれたと推測されている。そして、先進国で性行為、薬物、血液製剤などで世界的広がりをもたらしたのである。

新たにヒトウイルスに進化することが懸念されているウイルスの一つに、**サル痘ウイルス**がある。これはアフリカに生息するリスなどの齧歯類のウイルスで、サルに天然痘のような病気を起こす。ヒトも感染し、天然痘と区別しにくい症状が現れ、一〇パーセントに達する致死率が見られることもある。種痘はサル痘ウイルスにも予防効果があり、最近アフリカでヒトのサル痘ウイルス感染が増えているのは、種痘が三〇年以上前に中止されて、免疫をもつヒトがほとんどいなくなったためと考えられる。このウイルスの感染源はおもにサルだが、自然宿主はジリスなどの齧歯類と考えられている。二〇〇三年には米国に輸入されたアフリカの齧歯類のガンビアンラットやアフリカヤマネがこのウイルスに感染していて、プレーリードッグを介してヒトに感染を起こしたこともある。二〇一六年には、中央アフリカ共和国で二人の少年が森で齧歯類をつかまえて食べたのちに全身に発疹が現れ、サル痘ウイルス感染と診断された。

サル痘ウイルスはヒトの間で飛沫感染や、体液に直接または衣服などを介して間接に接触することで伝播される。二〇〇三年、コンゴ民主共和国では、サル痘ウイルスがヒトの間で七代伝播され、ウイルスゲノムには、ヒトの間で広がりやすくなった変異が見いだされている。二〇〇五年から二年間には七六〇人の感染例が確認され、これは一九八〇年代の二〇倍の発生率に相当する。このウイルスがヒトの間で広がり続けて、第二の天然痘ウイルスとなる可能性があるため、アフリカでサル痘の発生状況についての監視が続けられている。

第3章　現代社会がもたらすエマージングウイルス

一九八〇年、有史以来人類を苦しめてきた天然痘が根絶され、ポリオと麻疹の根絶計画も開始された。細菌感染症は抗生物質で治せるようになり、もはや感染症の時代は終わったとみなされるようになった。しかし、すでにそのころにはエイズが広がり始めていた。さらに、一九七〇年代にアフリカに出現したエボラウイルスが、一九八九年には米国ワシントンにフィリピンから輸入されたサルにより持込まれ、この際の衝撃は、ベストセラー『ホットゾーン』（注１）のクライマックスとして生々しく描かれている。幸いサルのエボラウイルスは、のちにヒトには感染はするが、病気を起こさないことがわかったが、野生動物に共生している危険なウイルスが先進国に容易に持ち込まれる可能性を如実に示した。ウイルスに国境がないことがあらためて認識されたのである。これらのウイルスに対してはワクチンも治療法もない。あらたに出現する感染症はエマージング感染症とよばれるようになり、それらに対する国際的な備えが緊急の重要課題となった。ジョシュア・レーダーバーグ（ノーベル賞受賞者でロックフェラー大学学長）が中心になってまとめた全米医学協会の**エマージング感染症の国際的監視**に関する報告書が一九九二年に発表された。そこでは、エマージング感染症は、「新しく集団の中に出現した**（新興）感染症**、またはそれまでも存在していたが急速に発生頻度または発生場所を増加させている**（再興）感染症**」として、その要因には、微生物の適応・変異、経済発展と土地開発、人口増加と人の行動変化、人と物の国際的移動、技術・工業の進展、公衆衛生破綻などがあげられた。そして、情報ネットワークの設立が勧告された。これを受けて、一九九四年にはインターネット

（注１）リチャード・プレストン著、高見 浩訳、『ホットゾーン（上・下）』、飛鳥新社（一九九四）。

による感染症情報ネットワーク「プロメド」(Program for Monitoring Emerging Diseases, ProMED)が発足した。これには二〇一六年現在、少なくとも一八五カ国、七万人が情報を提供している。メールリストに登録すれば、世界での感染症の発生状況についてリアルタイムの情報が、毎日送られてくる(http://www.promedmail.org)。

エマージング感染症のなかでもウイルス感染症は特に社会に大きな影響を与えている。そのほとんどは野生動物が保有するウイルス、すなわち**人獣共通感染症ウイルス**である。エマージングウイルスの発生源として注目されているのは、サル、齧歯類、コウモリ、節足動物(カやダニ)、および、渡り鳥として飛来する水鳥である。サル由来エマージングウイルスは、ヒト免疫不全ウイルスとサル痘ウイルスについてすでに述べたので割愛し、齧歯類、コウモリ、節足動物、および水鳥が関わるエマージングウイルスの実態や可能性を紹介する。

1　齧歯類由来のエマージングウイルス

齧歯類は約六六〇〇万年前に出現し、約五四〇〇種の哺乳類のうち約二二〇〇種(四〇パーセント)と、最も多くを占める。ある調査によれば、齧歯類では一七九種のウイルスが見つかり、六八種がヒトに感染しうるとされている。多くが人家の周辺に生息するため、ヒトは尿など排泄物に接触する機会が多い。エマージングウイルスとして特に大きな問題になったものとして、アレナウイルスとハンタウイルスがある。

アレナウイルス

リンパ球性脈絡髄膜炎（ＬＣＭ）ウイルス

アレナウイルスの歴史は古く、一九三五年にドイツのエリック・トローブがマウスから分離したＬＣＭウイルスが最初である。彼は、ＬＣＭウイルスに感染したマウスは、発病することなく生涯ウイルスを尿に排出していることを初めて見いだした。健康な動物でウイルスが持続感染することは、ウイルス学の初期の一九三〇年代には信じられない事実だった。生まれた直後に感染したウイルスは、免疫寛容といって、免疫系にとって異物ではなく自己の一部とみなされる仕組みがあるため、排除されない。集団で生息するマウスの社会で、ウイルスは新生児を介して伝播されていたのである。

ネズミからヒトがＬＣＭウイルスに感染すると、発熱、不快感、筋肉痛、呼吸困難、吐き気などインフルエンザ様の症状を示し、重症の場合には無菌性髄膜炎となり、まれに死亡することもある。妊婦が感染すると、流産または新生児に水頭症や小頭症などを起こすことがある。臓器移植で移ることもある。ハムスターでもＬＣＭウイルスの持続感染が起こるので、ペットのハムスターからの感染も問題になっている。米国疾病制圧予防センター（ＣＤＣ）（注2）では新生児で小頭症、水頭症、脈絡髄膜

（注2）ＣＤＣ（Centers for Disease Control and Prevention）は、一九四六年に感染症の制圧（control）を目的として設立された組織で、米国アトランタの本部で七〇〇〇名、世界五〇カ国以上の支部で八五〇〇名が働いている。和訳名としては、「疾病管理予防センター」または「疾病対策予防センター」が一般に用いられているが、疾病管理の英語は disease management であり、また、辞書では control に対策という訳は含まれていない。筆者は「疾病制圧予防センター」を用いることにしている。

炎が見つかった場合、医師は母親にネズミやハムスターとの接触の有無を確かめるよう勧めている。

マチュポウイルス　一九六〇年代はじめからボリビアのサンホアキン地方で発熱、不快感、頭痛、筋肉痛といったマラリアのような症状の熱病が発生し、原因不明のまま、**ボリビア出血熱**とよばれていた。一九六二年から六四年までの間にサンホアキン地方の住民の四〇パーセント以上が発病し、そのうち一〇〜二〇パーセントが死亡した。CDCのカール・ジョンソンがパナマ運河地域・中南米研究ユニットのロン・マッケンジーと一九六三年五月から原因の解明を始めた。最初、昆虫がキャリアーではないかと疑い、昆虫の捕獲を行っていた際に、マッケンジーが発病し、ついでパナマ人の助手が発病し、さらにジョンソンが発病した。

ジョンソンの看護にワシントンD.C.から、軍医とジョンソンの婚約者でCDCの研究者でもあるパトリシア・ウエッブが派遣されてきた。彼の回復後、米国に戻ったウエッブは機内で発病した。回復後、彼女はふたたびボリビアに戻って、ジョンソンのチームに加わった。彼らは、一九六四年夏、ハムスターへの接種実験の成績を調べていた際に親のハムスターの尿から新生児ハムスターに感染が起こっていることを見つけた。これがヒントになって、サンホアキンで捕獲した野ネズミの尿から新しいウイルスを分離した。野ネズミはブラジルヨルマウスだった。ウイルスは、このマウスがマチュポ川流域に多く生息することから、マチュポウイルスと命名された。

CDCのフレデリック・マーフィーは、電子顕微鏡で検査した結果、マチュポウイルスはLCMウイルスと非常によく似ていて、ウイルス粒子の中に特徴的な砂粒のような構造が見られることを指摘した。そして、これら二つのウイルスに対してアレナウイルス科の分類名が付けられた。アレナはラテン語で砂を意味する。なお、この砂粒は細胞のリボソームが取込まれたものである。

ボリビア出血熱の流行の背景は一九五二年のボリビア革命にさかのぼっていた。社会革命の結果、失業者が多く出て、安定した食糧供給が得られなくなった。そこで人々は比較的平坦なマチュポ川流域でトウモロコシ、野菜などの栽培を始めた。この場所はブラジルヨルマウスの生息地であり、ネズミにも食糧を供給する結果になった。そして、増加したブラジルヨルマウスは一九六〇年代にサンホアキンの町に侵入していったのである。

ラッサウイルス　一九六九年、ナイジェリアの奥地ラッサ村の伝道所病院で看護師のローラ・ワインが喉の潰瘍と発熱の症状で発病した。症状は急速に悪化し、皮下の点状出血や急性腎不全となり死亡した。彼女の看護にあたった看護師も続いて発病し、死亡した。その解剖にあたったペニー・ピンネオが発病した。未知の危険な感染症が疑われたため、パンアメリカン航空のファーストクラスを借り切ってカーテンを張りめぐらした客室でカンバス製の担架にペニーは寝かされ、ニューヨークの病院に搬送された。そして長く続いた危篤状態から回復して九週間後に彼女は退院した。彼女のサンプルから新しいウイルスが分離され、発生地域の名前をとってラッサウイルスと命名され、病名は**ラッサ熱**になった。

この際、ウイルス分離チームのリーダーのジョルディ・カザルスが発病し、危篤に陥った。ＣＤＣのカール・ジョンソンの提案でペニーの**回復期血清**が投与され、奇跡的に回復した。彼は、前述のボリビア出血熱対策の最中に、回復期血清による治療の経験があった。一人の軍医が発病し危篤に陥った際に、回復していたマッケンジーの血清中に抗体が含まれていることを期待して、約五〇〇ミリリットルの血液を投与したところ、翌日には回復に向かったのである。

カザルスたちは、生まれたてのマウスにラッサウイルスを接種すると発病することなく尿にウイルスを排出していることに気がついた。LCMウイルスで見られていたのと同じ現象だった。そこで、CDCのトム・モナスはネズミが感染源らしいと考え、一九七二年、シエラレオネで多数のネズミを捕獲し、CDCに送った。検査の結果、マストミス（多乳房ネズミ）とよばれる大型のネズミがラッサウイルスの自然宿主であることが確認された。マストミスは、ラッサウイルスに持続感染していて、その尿中のラッサウイルスからヒトが感染していたことが明らかにされた。

一九七六年、CDCのジョー・マコーミックは妻のスーザン・フィッシャー＝ホックらと、シエラレオネ第三の都市のケネマでラッサ熱プロジェクトを始めた。患者の実態調査に加えて、一九七〇年に開発された抗生物質リバビリンによる試験的治療を行った。これにはウイルスRNAの合成を阻害する効果があった。一五〇〇人以上のラッサ熱患者に投与した結果、投与しない場合の一六パーセントの致死率は、五パーセント以下に低下した。一九八六年ごろからは、CDCの高度隔離実験室におけるサルへのラッサウイルス接種実験で得られた発病メカニズムに関する知見を参考にして、患者の病態の研究が行われた。一九九一年、内戦が起こりプロジェクトは撤退を余儀なくされた。しかし、プロジェクトチームに加わっていたシエラレオネ人医師アニル・コンテらはケネマ政府病院で活動を続け、一〇年間の内戦のあいだにも数千人の患者の診療にあたった。二〇〇四年コンテ医師は針刺し事故でラッサウイルスに感染して死亡したが、その後も世界で唯一のラッサ熱病棟として、患者の診療と研究の場になっていた。ここは、二〇一四年に西アフリカで発生したエボラの大流行の際、重要な役割を果たしている（後述）。

マストミスは森の中から人家の周辺にかけて広く生息している。そのため、ラッサ熱は西アフリカの風土病になっていて、現在も年間三〇万人ないし五〇万人が発病し、約五〇〇〇人が死亡している。西アフリカからの帰国者が先進国で発病する例もしばしば起こっており、一九八七年には、筆者が在籍していた東京大学医科学研究所の付属病院でラッサ熱の患者が見つかった。先進国へのラッサ熱輸入例は、一九六九年から二〇〇九年までの四〇年間に二八例があり、そのうちシエラレオネからの一四例とナイジェリアからの一一例が大半を占めている。全体の致死率は三六パーセントだった。

ルジョウイルス　二〇〇八年、西アフリカ、ザンビアの首都ルサカの郊外に住む旅行業者の女性が、発熱、下痢、嘔吐などでルサカの病院に入院したが、症状が悪化したため、飛行機で南アフリカ、ヨハネスブルクの病院に、医師と看護師が付き添って緊急輸送された。ヨハネスブルクの病院に着いたときには瞳孔反射、角膜反射はなく、二日後に死亡した。それから一週間後に看護師が頭痛、筋肉痛、発熱で発症し、一二日後に死亡した。つづいて三名の医療従事者があいついで発症した。全部で五名が発症し、そのうち四名が死亡した。数は少ないものの、八〇パーセントという高い致死率である。回復した患者はラッサ熱患者に有効だった抗ウイルス薬リバビリンの投与を受けていた。

患者の血液、肝臓、皮膚のサンプルがCDCで検査され、アレナウイルスと考えられるRNA配列が見いだされ、二番目と三番目の患者の血液と肝臓からはウイルスが培養細胞で分離された。ウイルスのゲノムの系統樹から、これまでのアレナウイルスとは異なることが明らかにされ、ルジョウイルスと命名された。患者が発生したルサカ（Lusaka）とヨハネスブルク（Johannesburg）の頭二文字をつなげたものである。

ハンタウイルス

腎症候性出血熱ウイルス　旧ソ連と中国の国境を流れるアムール川とウスリー川の流域では、一九一三年から原因不明の出血熱が発生していた。この病気は、さまざまな名前でよばれていた。一九三八年、満州（現 中国東北部）のソ連との国境に駐留していた日本軍の兵士のなかで、発熱、タンパク尿、出血などを伴う熱病が多発した。急性出血性腎炎、戦争腎炎、流行の起こった地名をとった孫呉熱などとよばれたが、一九四二年関東軍七三一部隊（通称 石井部隊）は**流行性出血熱**という名称に統一して原因究明にあたり、翌年ウイルスによる疾患ということを明らかにした。これは、患者の血液をウマに接種し、発病したウマの血液を人間に接種するという人体実験によるものである。戦後、米軍が押収した七三一部隊の解剖標本約五〇〇人分のうち、一〇一人は流行性出血熱だった。

　一九五一年から一九五四年にかけての朝鮮戦争では、国連軍兵士の間で発熱と筋肉痛に続いて皮膚に点状出血が出る病気が多発し、韓国型出血熱と命名された。戦争終結までに三二〇〇名以上が罹患し一二一名が死亡した。原因はセスジネズミからのウイルス感染と考えた高麗大学の李《り》 鎬汪《ほーわん》は、病気が発生した地域のセスジネズミの肺組織の切片を抗原として蛍光抗体法（注3）で調べたところ、患者血清だけが反応し、健康人の血清は反応しないことを確認し、セスジネズミの肺に未知の原因ウイルスが含まれていることを一九七六年に発表した。ウイルスが分離されたのは、それから六年後の一九八二年で、セスジネズミが捕獲された地域を流れるハンターン川（漢灘江）の名前をとってハンターンウイルスと命名された。そののち、近縁のウイルスがいくつか分離され、まとめてブニヤウイルス科ハンタウイルス属に分類されている。

日本では、一九七〇年代はじめから医科大学の動物実験施設で高熱、腎障害、出血などの原因不明の病気が散発していた。一九七六年には四つの大学、一九七七年には六つの大学で同様の病気が発生していた。李　鎬汪の協力により、これが韓国型出血熱ということがわかり、文部省の流行性出血熱研究班による防止対策が行われた結果、一九八五年に発生は終息した。それまでに二四機関で計一二六名が感染し、一名が死亡した。

感染源は実験用のラットだった。ラットは感染しても発病することなく、尿にウイルスを排出しており、それから実験者が感染していたのである。

まちまちだった病名は、一九八二年、世界保健機関（ＷＨＯ）の専門家会議で腎症候性出血熱に統一された。

シンノンブレウイルス　米国南西部のニューメキシコ、アリゾナ、コロラド、ユタの四つの州境は二本の直角に交わる線で分けられていて、フォーコーナーズとよばれている。一九九三年五月末から、ここのナヴァホ先住民の間で、呼吸困難により急死する患者が続発した。Ｘ線写真で見ると肺には多

（注３）抗原または抗体の検出法の一つで、蛍光色素で標識した抗体を用い、抗体とウイルスの結合の有無を蛍光顕微鏡で観察する。

量の水がたまっていた。最初、CDCは急性成人性呼吸困難症候群とよんでいたが、患者の血清がハンタウイルスと反応することが見つかり、ハンタウイルス肺症候群と命名した。しかし、それまでハンタウイルス感染は腎障害が特徴的で、肺炎は見られなかったため、新しいハンタウイルスの感染が疑われた。

腎症候性出血熱ではネズミがウイルスの自然宿主になっていることから、フォーコーナーズ地域にネズミ取りを仕掛けたところ、捕獲されたネズミの三分の一はシカネズミで、その多くにハンタウイルスの遺伝子が検出された。一一月になって、シカネズミから病原体として新しいハンタウイルスが分離された。このウイルスに対して当初、フォーコーナーズウイルスの名前が提案されたが、地域の観光産業にマイナスのイメージを与えるということで拒否された。長い間、名前についての議論が続き、翌年九月にシンノンブレ（Sin Nombre）ウイルスが正式名称に決定された。スペイン語で「名前がないウイルス」と名付けられたのである。

ハンタウイルス肺症候群は古くから存在していたことが明らかにされている。一九九三年に多発したのは、エルニーニョによる大雨で、シカネズミの餌になる松の実がたくさんみのり、シカネズミの数が爆発的に増加したためではないかと推測された。これまでに、ハンタウイルス肺症候群の発生は、カナダ、米国、南米で報告されている。

シンノンブレウイルスに近縁のウイルスは、ニューヨークではシカシロアシマウスから、フロリダ半島ではコットンラットから分離されており、同じ祖先ウイルスからそれぞれのネズミとともに進化してきたものと考えられている。

2　コウモリ由来が疑われるエマージングウイルス

コウモリは五二〇〇万年以上前に出現した。約一二〇〇種が生息しており、齧歯類についで最も多い（二〇パーセント）哺乳類である。南極大陸以外のすべての大陸に生息しており、人間以外にこれだけ広い生息域をもつ動物はいない。ある調査では、コウモリには一三七種のウイルスが見つかっていて、そのうちの六一種がヒトに感染しうるとされている。

コウモリはいくつかのユニークな特徴をもっている。高い飛翔能力をもち、なかには数百キロメートルも移動するものもある。そのため、ウイルスは広い地域に伝播される。大きな群れとなって生息する習性があり、たとえばオヒキコウモリでは一平方メートルあたり三〇〇〇匹も群がる。過密な生息環境で、ウイルスは容易に群れの中で広がる。寿命は平均二〇年くらいと長い。ウイルスの持続感染が起こると、数カ月から数年にかけてウイルスを排出する。冬眠の間に、ウイルスも越冬することがある。コウモリは、長期間にわたってウイルス感染源になりうるのである。コウモリからヒトへの感染は、直接起こるだけでなく、後述するニパウイルスのブタを介する感染のように、ほかの動物を介する間接的な場合も多い。二〇世紀後半から社会に大きな影響を与えてきたエマージングウイルスの多くが、コウモリ由来と考えられている。

マールブルグウイルス

一九六七年、当時西ドイツのマールブルグ、フランクフルト、ユーゴスラビアのベオグラードで、突然、致死的出血熱が発生した。患者の多くは、ポリオワクチンの製造と検定用に西アフリカのウガンダから輸入したミドリザルの解剖、採血、腎臓摘出といった作業で、直接サルに触れていた。そのほか、腎臓培養のための細胞浮遊液を作製したり、腎臓細胞を培養した試験管を洗うといった作業で、間接的にサルに接触した人も患者に含まれていた。全部で三一名が発病し、七名が死亡した。患者からの二次感染者は六名いたが、そのうち、一人の女性は、彼女の夫が回復してから二カ月後という遅い時期に発病した。のちに、発病後八三日目に採取した夫の精液中にマールブルグウイルスが検出され、性行為を介した感染ということが明らかになった。

ミドリザルでも致死的感染が起こっていたことから、ミドリザルも被害者で輸送中にウイルスを保有する野生動物から感染していたことが推測された。

一九七五年、南アフリカのジンバブエでは、旅行者が突然マールブルグウイルス病にかかって死亡した。一九八〇年にはケニアでフランス人エンジニアが発病し、治療にあたった医師も感染した。二〇〇四年にはアンゴラで大きな発生が起こり、九カ月後に終息したが、二七〇名以上の患者が発生し、致死率は九〇パーセントを超えた。

マールブルグウイルスの自然宿主の調査は、ケニアでの発生以来続けられていた。二〇〇七年にウガンダのキタカ洞窟の銅鉱山の作業員の間でマールブルグウイルス病が発生した際に、洞窟で捕獲したエジプトルーセットオオコウモリからマールブルグウイルスが分離された。ウイルスの遺伝子構造は患者から分離されたウイルスとほとんど一致していた。翌年、近くの洞窟を訪れた観光客にも発生が起こった。ここで捕獲したコウモリからも同じ遺伝子構造のマールブルグウイルスが分離された。

それらの結果から、コウモリがマールブルグウイルスの自然宿主ということが、ほぼ確定した。コウモリでは無症状感染を起こしていると考えられる。

エボラウイルス

ザイール（現 コンゴ民主共和国）の首都キンシャサから、コンゴ川に沿って北へ五〇〇キロメートルほど上がったところにヤンブク村がある。一九七六年八月末、ここの伝道所病院で発熱、嘔吐、下痢などを伴って死亡する熱病が発生した。ヤンブク一帯が厳重な防疫体制下に置かれ、軍の監視のもとすべての交通が遮断されて、発生は二カ月後に終息した。最終的に患者は三一八名、そのうち二八〇名が死亡していた。致死率は八八パーセントと、これまで経験したことのない高いものだった。

原因ウイルスはCDCのカール・ジョンソン、彼の妻のパトリシア・ウエッブ、フレデリック・マーフィーにより分離された。マチュポウイルスで活躍したトリオである（図3・1）。最初、ヤンブクウイルスという名前が提案されたが、ラッサウイルスという名称が地元住民から反発された例があることから、ジョンソンが提案した**エボラウイルス**が採用された。エボラは発生地域の近くを流れるコンゴ川の支流の名前で、現地のリンガラ語で黒い川という不吉なイメージをもつ。なお、病名は一般にエボラ出血熱となっているが、出血性の症状はほとんど見られないことから、現在、WHOはエボラウイルス病とよんでいる。

エボラウイルスはマールブルグウイルスと近縁で、ともにフィロウイルス科に分類されている。

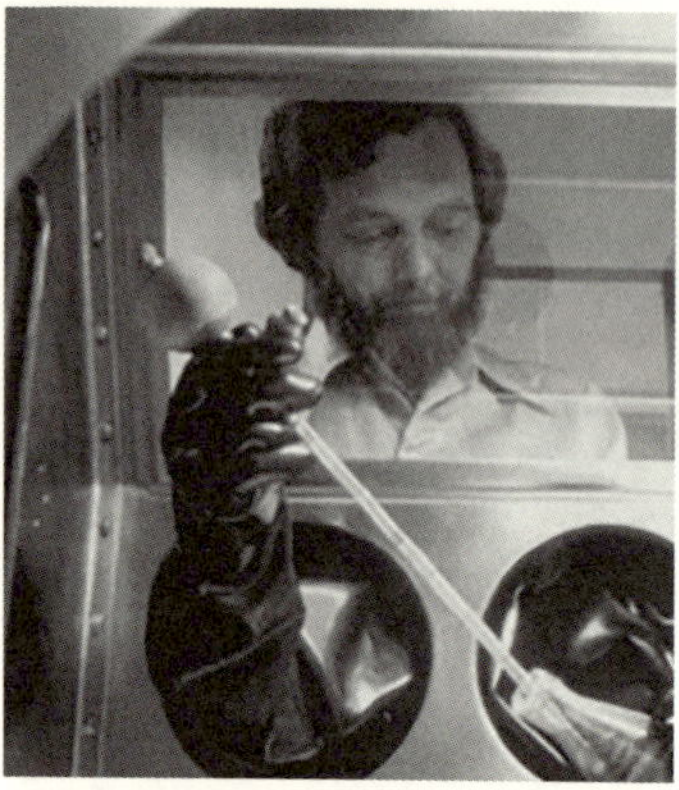

(a) カール・ジョンソン

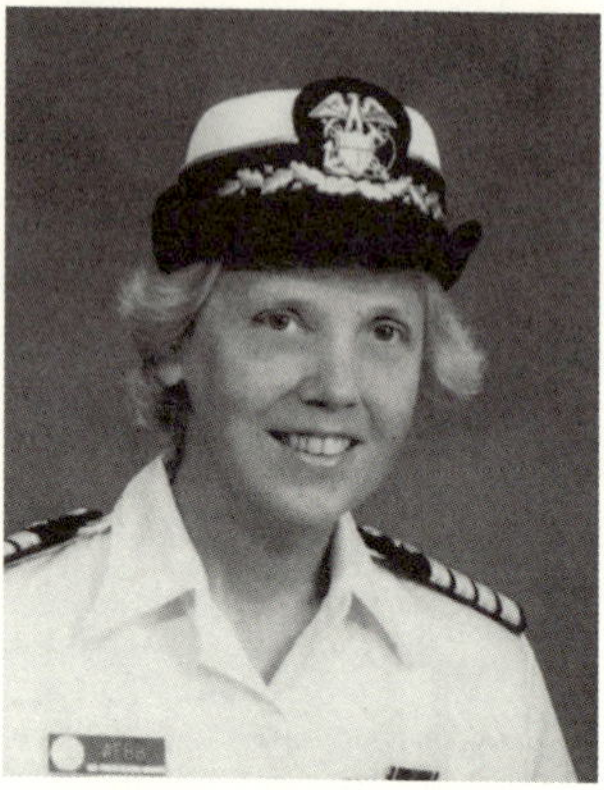

(b) パトリシア・ウエッブ

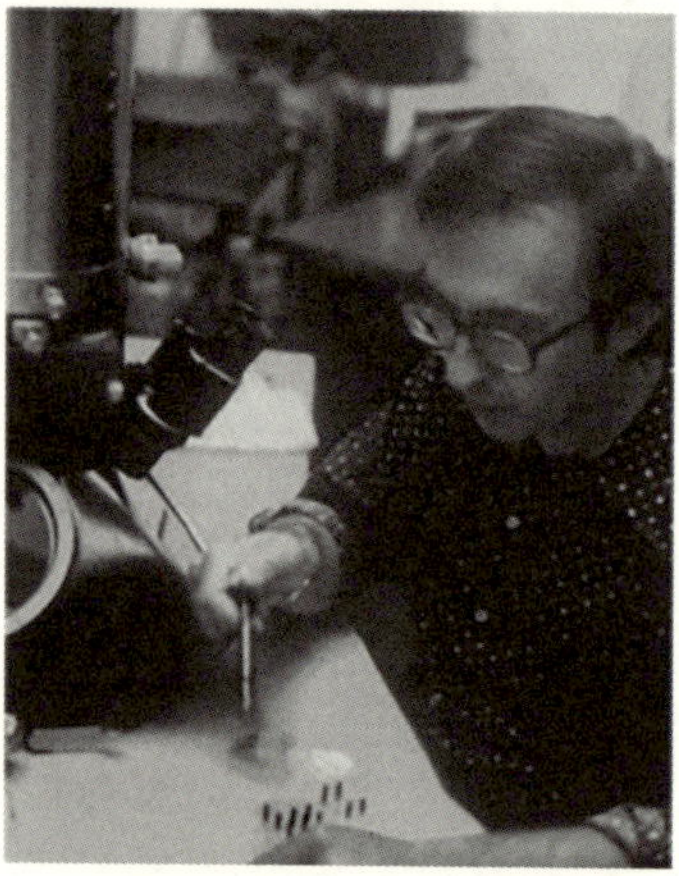

(c) フレデリック・マーフィー

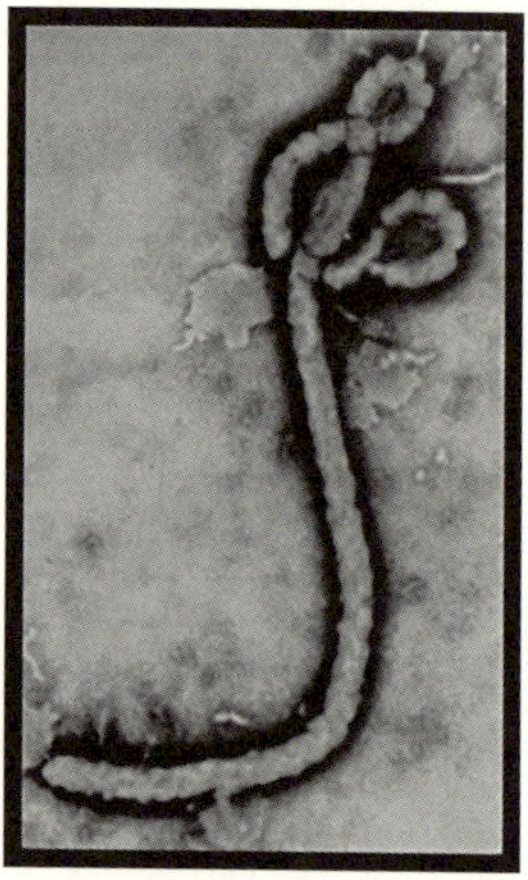

(d) エボラウイルス

図3・1　エボラウイルスを分離した3人(a)～(c)と，マーフィーが撮影したエボラウイルス(d). (F. Murphy 提供)

表3・1　エボラ出血熱の発生

ウイルスの種類	患者数(致死率%)	年	発生地域
ザイールウイルス			
	318(88)	1976	コンゴ(ヤンブク)
	1(100)	1977	コンゴ(タンダラ)
	51(60)	1994	ガボン
	317(77)	1995	コンゴ(キクウイト)
	37(57)	1996	ガボン
	61(74)	1996	ガボン，南アフリカ
	124(79)	2001-02	ガボン，コンゴ
	143(90)	2002-03	コンゴ，ガボン
	35(83)	2003	コンゴ
	12(75)	2005	コンゴ
	264(71)	2007	コンゴ
	32(45)	2008-09	コンゴ
	28500(40)	2013-16	ギニア，リベリア，シエラレオネほか
	66(74)	2014	コンゴ
スーダンウイルス			
	284(53)	1976	スーダン(ヌザーラほか)
	34(65)	1979	スーダン(ヌザーラほか)
	425(53)	2000-01	ウガンダ(グルほか)
	17(41)	2004	スーダン(ヤンビオ)
	24(71)	2012	ウガンダ
コートジボアールウイルス			
	1(0)	1994	コートジボアール
	1(0)	1995	リベリア
ブンディブジョウイルス			
	149(25)	2007-08	ウガンダ
	77(47)	2012	コンゴ
レストンウイルス			
	4*(0)	1989	米国(レストンほか)
	0	1992	イタリア(シエナ)
	0	1996	米国(テキサス)

＊ 感染したが発病しなかった.

フィロは、紐のようなウイルスの形から付けられた。

エボラウイルスにはザイール、スーダン、コートジボアール、ブンディブジョ、レストンの五系列がある。表3・1に示すように、ほとんどの発生はザイールウイルスによるものである。また、レストンウイルスはフィリピン産サルから分離されたもので、ヒトでの病原性は見られていない。

二〇一四年三月ギニア南部のシエラレオネとリベリアの国境近くのゲケドゥ県で発熱、下痢、嘔吐を伴う熱病が発生した。フランスのリヨンとドイツのハンブルクでの検査で、ザイール型エボラウイルス感染ということが判明した。疫学調査の結果、最初の患者は二〇一三年一二月六日に死亡した、ゲケドゥ県メリアンドゥ村に住む二歳の男の子と推定された。最初、家族の間で伝播され、葬儀に参加した人たちを介して広がった。三月末にはリベリアで発生が確認された。

シエラレオネのケネマは三カ国の国境から一四〇キロメートルの地点で、首都フリータウンと国境周辺を結ぶ交通の要所となっている。ケネマ政府病院のウマール・カーン医師は、前述のラッサ病棟を担当していて、米国ハーバード大学のパーディス・サベティと、ラッサウイルスについて共同研究を一〇年ほど続けていた。彼はギニアとリベリアで流行しているエボラの侵入に備えて、監視と診断体制を整えていた。五月二二日に一人の女性が流産して来院した。彼女はギニアでエボラ患者を治療して死亡した治療師の葬儀に参加していたことから、エボラが疑われ、隔離病棟に収容され、三日のちに遺伝子検査でエボラが確認された。それから短期間の間に患者の数は急速に増加した。五月中旬から六月中旬にかけて見いだされた感染例の七〇パーセントに相当する七八名の患者の血液が一滴ずつマイクロチューブに入れられ、ウイルス不活化剤が加えられて、サベティの研究室に送られた。ウイルスゲノムの解析結果は八月二八日の『サイエンス』の速報で発表された。五九名の著者の名前が並んでおり、そのうち五名に死亡の印が付けられていた。すべてケネマ政府病院所属で、そのなかにはカーンの名前もあった。彼は診療中に感染し七月二九日に死亡していた。この命がけの論文により、ウイルスが変異を続けている実態が明らかにされた。カーンは『ネイチャー』編集部による年末恒例の「科学の世界で話題になった一〇人」の一人に選ばれた。

八月八日、ＷＨＯはエボラが四〇年前に発見されて以来最も深刻な「国際的に懸念される公衆衛生上の緊急事態」という宣言を発表した。エボラは一年間にわたって猛威を振るい、二万八五〇〇人以上の感染者、一万一三〇〇人以上の死者を出した。ＷＨＯは二〇一六年一月一五日に終息宣言を発表したが、その後も散発している。

マールブルグウイルスと同様に、エボラウイルスでもコウモリが自然宿主として疑われている。二〇〇一年にコンゴでエボラが発生した際、最初の患者はオオコウモリを食用にしていて、これが感染源と考えられた。この地域では多数のチンパンジーとゴリラが死んでおり、これもエボラウイルス感染によると考えられた。この周辺で七〇〇匹近いコウモリなどを捕獲して調べた結果、三種類のコウモリでエボラウイルス抗体が見つかり、肝臓と脾臓にはエボラウイルス遺伝子が検出された。しかし、生きたウイルスの分離はできなかった。

二〇一四年の大発生の最初の患者とみなされた幼児の家の近くの大きな樹の洞には数千匹のコウモリが生息していた。国際調査チームが到着した際には、この樹は焼き払われていたが、残っていた灰と土のサンプルの16ＳミトコンドリアＤＮＡの断片の解析から、ここに生息していたのはアンゴラオヒキコウモリということが明らかにされた。このコウモリはエボラウイルスの実験接種で無症状感染を起こして大量のウイルスを排出することがわかっているため、このコウモリから幼児が感染したことが疑われている。

ヘンドラ・ニパウイルス（ヘニパウイルス）

一九九四年八月オーストラリアのクイーンズ州ブリスベーン郊外のヘンドラにあるサラブレッド競走馬の厩舎で四一度に達する高熱を発し、鼻から血の混じった泡を吹いて死亡するウマが続出し、九月末までに合計二一頭が発病し、一四頭が死亡した。一方、九月なかばには四〇歳の厩務員が発病し、翌日には四九歳の調教師が発病し一五日後に死亡した。二人ともウマと同じような症状を示していた。患者とウマから分離されたウイルスは、パラミクソウイルス科の麻疹ウイルスによく似ていたが、新しいグループのウイルスということがわかり**ヘンドラウイルス**と命名された。これはオオコウモリが保有するウイルスで、ウマがまず感染し、ウマからヒトに移ったものだった。ヘンドラウイルス感染はそののちも時折発生し、二〇一三年までに八〇頭以上のウマが死亡し、一七名が感染し四名が死亡した。二〇一〇年、感染したウマに接触した子供が免疫血清による治療を受ける事態が起こったのがきっかけとなって、ウマ用ワクチンが承認された。

ヘンドラウイルス感染が増えている理由として、森林で果実のなる樹が失われたために、オオコウモリが都市の農園に果物を求めて飛んでくるようになり、一般家庭で飼育されている乗用馬との接触の機会が増えたことによると推測されている。

一九九八年には、マレーシアの養豚場で多数のブタが急性の肺炎で死亡した。同時に、ここの多くの従業員で脳炎が発生した。この病気は最初、日本脳炎と診断された。日本脳炎ウイルスは、後述するように、ブタで増幅されて力を介してヒトに感染を起こすため、ブタに日本脳炎ワクチンが接種された。しかし、原因ウイルスは日本脳炎ウイルスではなくヘンドラウイルスに似たウイルスだった。

このウイルスは分離された村の名前をとって**ニパウイルス**と命名された。両ウイルスはパラミクソウイルス科ヘニパウイルス属に分類されている。

ニパウイルスの自然宿主もオオコウモリだった。オオコウモリからブタが感染し、注射器の使い回しによる日本脳炎ワクチン接種によりブタの間で広がったと考えられた。そしてブタからヒトに感染したというわけである。三月から四月にかけて九〇万頭のブタが殺処分されて、五月に発生は終息した。それまでに二六五名の患者が発生し、一〇五名が死亡していた。

ニパウイルスはオオコウモリと平和共存していたが、それがブタに感染を起こした原因は、マレーシアで養豚産業が急速に拡大して、養豚場がオオコウモリの生息する森のそばまで広がったためである。さらに、養豚場でよく栽培されるマンゴーがオオコウモリを惹き付けたと推測されている。

二〇〇一年には、インドとバングラデシュでニパウイルス感染が起こった。その後、バングラデシュではほぼ毎年発生が起こっており、二〇一四年二月には一八名が発病し、九名が死亡した。これらの発生にはブタは関わってなく、感染の経路は不明である。栄養不良の子供たちが樹にのぼってオオコウモリの食べ残した果物を食べ、それについていた唾液から直接感染した可能性も指摘されている。マレーシアでは見られなかったが、バングラデシュではヒトの間での伝播が起こっている。これは、食器の共用などを介したものと推測されている。

二〇一四年四月には、フィリピンで一七名のニパウイルス感染例が見いだされた。そのうち一一名が急性脳炎の症状を呈して、九名が死亡した。同時に数頭のウマが突然死亡し、これらはすべて村人が食べていた。ウマはのちにニパウイルスに感染していたことが判明した。多くの例は、病気のウマと殺処分や食用を介してニパウイルスに感染したと推測されたが、少なくとも五名ではヒトからヒトへ直接感染したと考えられている。

重症急性呼吸器症候群（ＳＡＲＳ）ウイルス

二〇〇三年二月二六日、ハノイ市内のベトナム・フランス病院に一人の中国系米国人が肺炎の疑いで入院した。ＷＨＯハノイ・オフィスのイタリア人医師カルロ・ウルバーニが診察した結果、症状が普通の肺炎と異なる新しい非常に危険な病気と判断して、患者の隔離など一連の厳重な防護対策を実施するとともにＷＨＯ本部に報告した。そして、ＷＨＯは三月一二日に、中国、香港、ハノイで発生した原因不明の重症肺炎を、**重症急性呼吸器症候群**（severe acute respiratory syndrome、ＳＡＲＳ、サーズ）と命名し、発生地域への旅行中止勧告を行った。このような勧告が出されたのは、ＷＨＯの五十数年

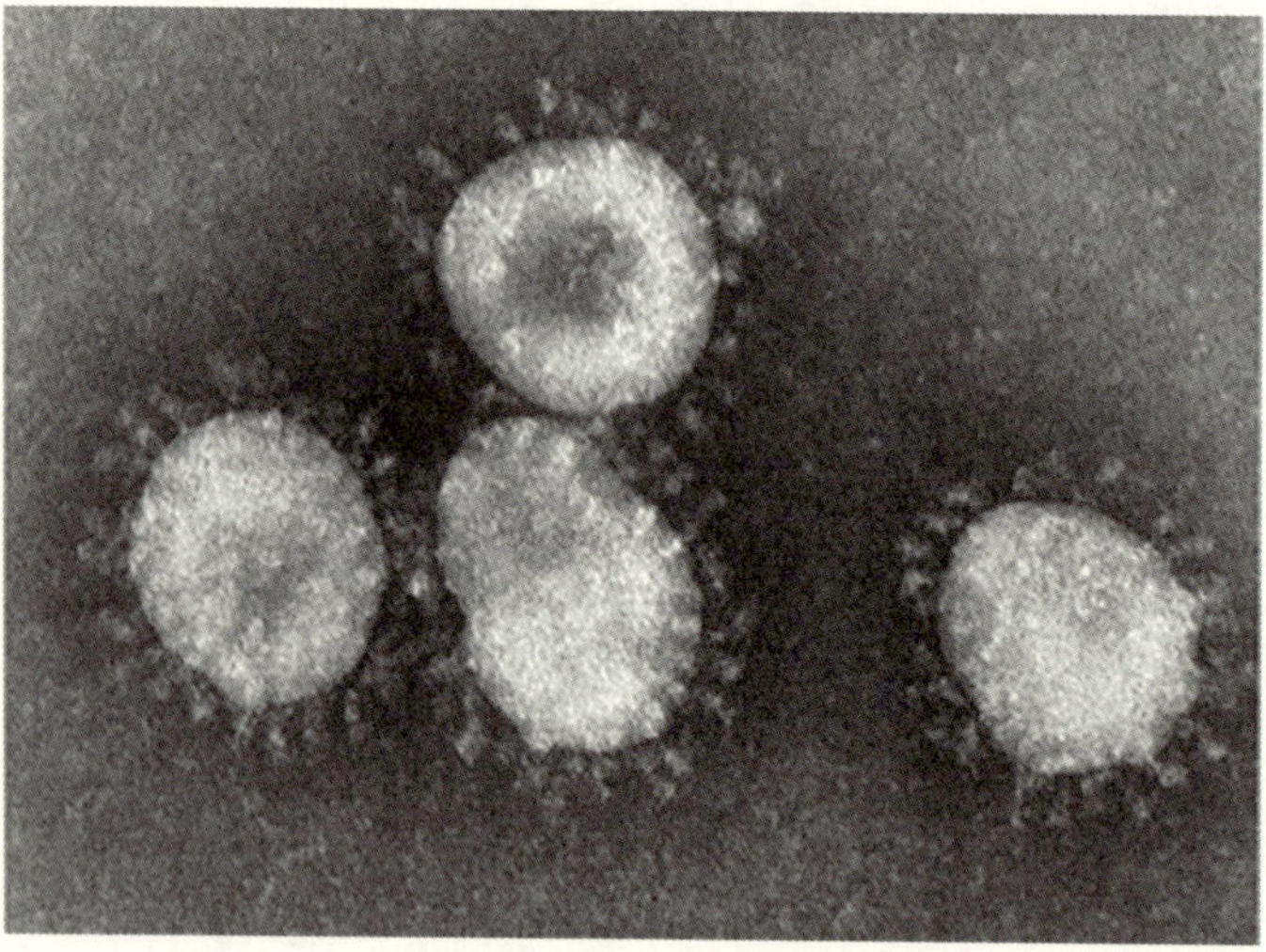

図3・2　コロナウイルス

の歴史で初めてだった。ウルバーニが重大性にいち早く気づいたことが、このすばやい対応をもたらしたのである。しかし、彼自身はSARSに感染し、三月末に死亡した。

WHOはSARSの病原体の解明と検査法の確立のため、九カ国、一三の研究機関による国際的共同研究ネットワークを結成した。本来は競争相手になる研究者同士が協力し合うという、かつてない研究体制で、一カ月後には、原因が新しいコロナウイルスであることが明らかになり、**SARSコロナウイルス**と命名された。コロナは、ラテン語の光輪に由来する言葉で、電子顕微鏡でウイルス粒子の周囲が太陽のコロナのように見えることで付けられた（図3・2）。

この迅速な対応の結果、七月五日にはWHOから終息宣言が発表された。それまでに、三〇カ国で大きな流行が起こり、推定八五〇〇人の患者が発生し、約八〇〇人が死亡した。飛沫により伝播される新しいウイルスが現代社会で急速に広がり、社会に大きな影響を及ぼすことを如実に示すことになったのである。

追跡調査で、SARSの最初の発生は二〇〇二年暮れに中国広東省で起こっていたことが明らかにされた。SARSコロナウイルスに似たコロナウイルスが、発生地域の食用野生動物市場のハクビシン、イタチアナグマ、タヌキから分離されており、これらがヒトへの感染源と考えられてきた。

二〇一三年、中国の雲南省でチュウゴクキクガシラコウモリの糞便から、SARSコロナウイルスと九五パーセントもの高いRNA配列相同性をもつウイルスが分離された。このウイルスは、ヒトの気道上皮細胞やキクガシラコウモリの腎臓細胞で増殖した。これは、コウモリがSARSコロナウイルスの自然宿主であることを示す強力な証拠となった。また、ハクビシンなどを介さずに、コウモリから直接ヒトに感染しうることが示唆されたのである。

中東呼吸器症候群（MERS）ウイルス

二〇一二年六月、サウジアラビアで一人の男性が肺炎と腎臓障害で死亡した。原因は新しいコロナウイルス感染によるもので、彼から分離されたウイルスは中東呼吸器症候群（Middle East respiratory syndrome、MERS、マーズ）コロナウイルスと命名された。MERSの発生は、そののち中東諸国（イラン、ヨルダン、クエート、レバノン、オマーン、カタール、サウジアラビア、アラブ首長国連邦、イエメン）で起こっている。ほかの国々でも、中東からの帰国者に患者が見つかり、患者との密接な接触者への感染も散発していた。二〇一五年四月の時点で、計二四カ国で一〇〇〇名以上の患者が確認され四〇〇名あまりが死亡した。患者の八五パーセント以上はサウジアラビアが占めていた。

二〇一五年五月には、韓国でMERSが発生した。中東から帰国した一人の男性から起こったもので、短期間の間に急速に広がり、一八六名の患者、三八名の死者というサウジアラビアに次ぐ大きな流行となり、一二月二四日に韓国政府から終息が宣言された。WHOの専門家チームは、大きな発生となった理由として、韓国のほとんどの医師にとってMERSの発生は予想外で知識も欠けていたこと、病院の救急室の超過密状態と多くのベッドが置かれた病室、患者がいくつもの病院を回るドクターショッピングの習慣、多くの知人や家族が患者面会に訪れることなどを指摘していた。

ヒトへの感染源はヒトコブラクダと考えられている。中東諸国のと畜場で採取したラクダの血清には、高率に抗体が検出される。ラクダがMERSコロナウイルスに感染するのはおもに一歳未満で、ウイルスを排出する期間は短いため、ヒトへの感染は、ほとんどが二歳未満のラクダから起こっていると考えられている。ヒトの間では、濃厚接触で伝播されており、中東や韓国での発生の大部分は医療施設で起こっている。二〇一五年一〇月には、ケニア北部の地域の三三五頭のヒトコブラクダの約半数で、MERSコロナウイルスの抗体の検出が報告された。中東以外にもMERSウイルスが常在している可能性がある。

SARSコロナウイルスの場合と同様に、MERSコロナウイルスはコウモリが自然宿主で、そこからラクダが感染し、ヒトに伝播されると推測されている。二〇一二年にサウジアラビアで、MERS発生地域のコウモリを九六匹捕獲して検査した結果、一匹の糞便からMERSコロナウイルスの遺伝子のごく一部が検出されたが、自然宿主という結論には至っていない。

コロナウイルスには、α、β、γの三つの属があり、MERSコロナウイルスはβコロナウイルスに属している。SARSコロナウイルスも同じβコロナウイルス属だが、MERSコロナウイルスとは別の系列に分類されている。なお、γコロナウイルス属にはヒトに感染するウイルスは含まれていない。

SARSコロナウイルスが細胞に感染する際の受容体はアンギオテンシン変換酵素（ACE）（注4）の相同体ACE2であるため、当初、MERSコロナウイルスも同じ受容体を介して感染すると考えられていた。しかし、MERSコロナウイルスの受容体はSARSコロナウイルスとは異なり、ジペ

（注4）血圧の制御を行う酵素。

プチジルペプチダーゼ4（DPP4）（注5）ということが明らかにされた。DPP4はセリンプロテアーゼの一種で多くの哺乳類、コウモリ、サル、家畜などに分布している。そのため、異なる動物種の間で容易に感染を起こすおそれが指摘されている。

コロナウイルスは、ゲノムのサイズが約三万塩基の一本鎖RNAウイルスである。これはほかのRNAウイルスの二～三倍という桁外れに大きなサイズであるため、ウイルスが複製される際に変異が起こりやすい。さらにほかのコロナウイルスと組換えを起こすこともある。これまでのところ、ヒトの間で広がりやすくなるような変異は起こっていないが、ヒトの間で伝播が続くと、パンデミック（大流行）につながる変異が生じる可能性は否定できない。

3　節足動物が媒介するエマージングウイルス

カやダニが吸血で感染を媒介するウイルスは、アルボウイルス（注6）とよばれてきた。現在はフラビウイルス科、ブニヤウイルス科など約一〇の科に分類されている。アルボウイルスは節足動物の体内で増殖し、吸血により脊椎動物に感染を広げる。

最も古典的なアルボウイルスは**黄熱ウイルス**である。一九〇一年、キューバに派遣された米陸軍軍医学校のウォルター・リードは、死者も出した危険な人体実験により、ネッタイシマカが媒介する病気であることを明らかにした。さらに、黄熱患者の血液を細菌フィルターで沪過したのち三名の志願者に接種したところ、二名が発病したことからウイルスが病原体ということを明らかにした。これはヒトで発見された最初のウイルスである。

日本脳炎ウイルス

日本脳炎と考えられる病気は明治時代から発生していた。大正一三年（西暦一九二四年）八月、岡山県で、謎の眠り病と騒がれた流行性脳脊髄炎が発生し全国に広がって、七〇〇〇人近い患者が出て六〇パーセント近くが死亡した。この病気は夏に流行していたので、夏期脳炎ともよばれた。そのころ、ヨーロッパではイタリアの医師フォン・エコノモが嗜眠《しみん》性脳炎と命名した病気が流行していた。これは、症状は似ていたが発生時期が違うため、別の病気と考えられた。エコノモ脳炎をA型として、日本B型脳炎と名付けたドイツ語の論文が発表されたため、海外では長い間、この名称が用いられていた。終戦後、連合国軍総司令部（ＧＨＱ）と厚生省担当技官が話し合って日本脳炎の名称に統一された。なお、エコノモ脳炎は昭和八年（西暦一九三三年）以来、世界的に姿を消してしまい、いまだに謎の病気とされている。

昭和八年（西暦一九三三年）、岡山医科大学の林　道倫《みちとも》が、死亡した患者の脳乳剤をタイワンザルの脳に接種して脳炎が起こったことを報告した。これが日本脳炎ウイルスの最初の発見である。一九三五年には、マウスへの脳内接種により数株のウイルスが分離された。

（注５）Ｔ細胞などでは分化マーカーのＣＤ26として発現している。
（注６）arthropod borne virus（節足動物媒介ウイルス）の略。

同じころ、伝染病研究所（現 東京大学医科学研究所）の三田村篤四郎は、岡山県での流行状況を詳しく調査した結果、患者の発生がピークになる時期が気象条件に左右されること、毎年南から病気が北上すること、男女、貧富、職業に関係なく発生することなどから、カが媒介する感染症という説を提唱した。しかし、カがウイルスを媒介するという考えは、当時は受け入れられず、終戦後、日米共同研究班が岡山県で採取したコガタアカイエカから日本脳炎ウイルスを分離したことで、初めて認められた。現在は、フラビウイルス科フラビウイルス属に分類されている。この属には黄熱ウイルス、ウエストナイルウイルス、デングウイルスなども含まれる。

日本脳炎ウイルスは図3・3に示したようにカの体内で増殖し、卵を介して子に垂直感染で伝えられている。ウイルスを保有するカ

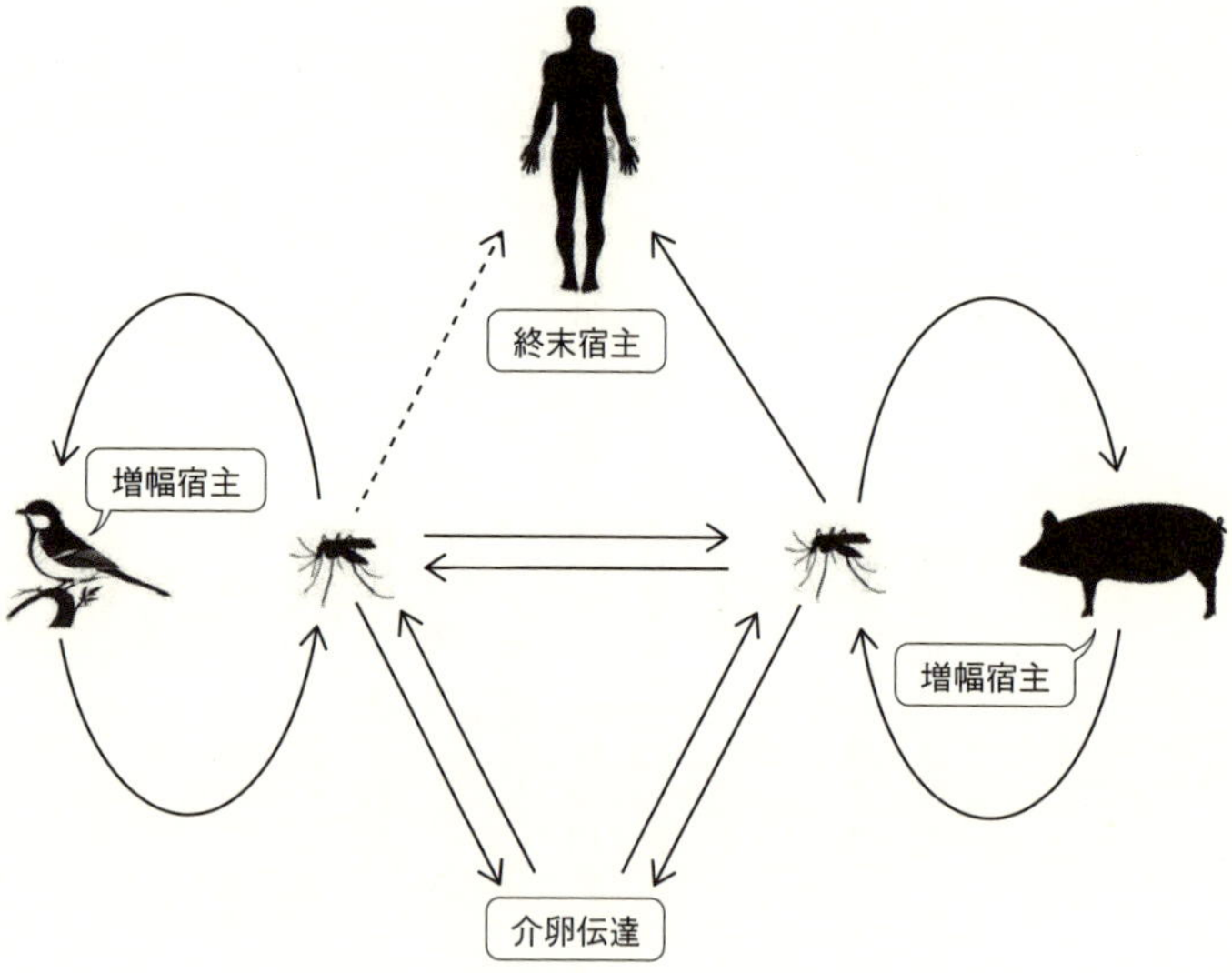

図3・3　日本脳炎ウイルスの伝播サイクル

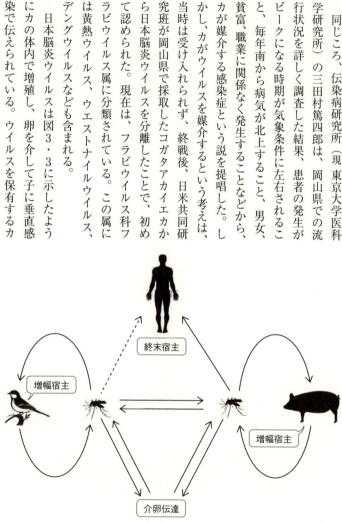

がブタや野鳥を刺し、そこでウイルスが増幅される。ヒトはたまたまウイルス保有カに刺される終末宿主であって、感染すると大部分のヒトは軽い症状で治るが、少数のヒトでは致死率二五パーセント以上の脳炎が起こる。野鳥で増幅されたウイルスにヒトが感染する機会はほとんどないが、ブタは家畜であり、また、妊娠ブタでの死産や流産を除けば、ほとんど症状を出さないため、ヒトへの感染源となるウイルスの重要な増幅動物とみなされており、厚生労働省は流行予測事業としてブタでの日本脳炎抗体の出現状況を毎年調査している。それによると、まず春先に沖縄のブタで抗体の出現がみられ、だんだん北上して北海道まで広がっている。なお、二〇一六年の『ネイチャー』誌で、日本脳炎ウイルスがブタの間ではカを介さず、口腔や鼻腔からも感染し広がっていることが報告された。

日本脳炎ウイルスは四つの遺伝子型に分けられ、さらに5型の存在も推定されている。それらの分布は、A（インドネシアとマレーシア）、B（オーストラリアとニューギニア）、C（台湾とフィリピン）、D（タイ、カンボジア、ベトナム）、E（日本、韓国、中国）、F（インド、スリランカ、ネパール）の六つの地域に分けられ、A地域にすべての型のウイルスが存在している。その結果、日本脳炎ウイルスはインドネシア、マレーシア地域で祖先ウイルスから生まれたと推定されている。

日本では3型ウイルスだけが流行していたが、一九九〇年代はじめに1型ウイルスが見つかった。1型ウイルスは八つのサブグループに分けられ、それらの分布を年代を追って調べた結果、ベトナムと中国雲南省に現れ、中国から日本に到達したことが推定された。東南アジアと東アジア大陸から日本に頻繁に日本脳炎ウイルスが持込まれていることがうかがえる。

日本では、日本脳炎の患者は終戦直後には年間数千人も出ていたが、昭和四〇年代後半から減少し始め、現在は年間一〇名以下になっている。しかし、毎年ウイルスは国内で広がっているため、ワクチン接種率が低下すれば、ふたたび発生が増加するおそれがある。海外では西はインドまで、南はパプアニューギニアからオーストラリアの一部にまで広がっていて、重要なエマージングウイルスとみなされている。東アジアから南アジアにかけては、毎年約四万五千人の患者が発生し、一万人が死亡している。

ウエストナイルウイルス

ウエストナイルウイルスは野鳥とカの間を循環している。野鳥は発病して死亡するが、鳥によっては長期間持続感染することもある。野鳥のほかにヒトをはじめ、ウマ、ウシ、イヌなど多くの哺乳類にも感染し、脳炎を起こす。ヒトの間の感染は輸血や臓器移植により起こったことがある(図3・4)。

ウエストナイルウイルスは、一九三七年にウガンダのウエストナイル地方で発熱した成人から分離されたため、こ

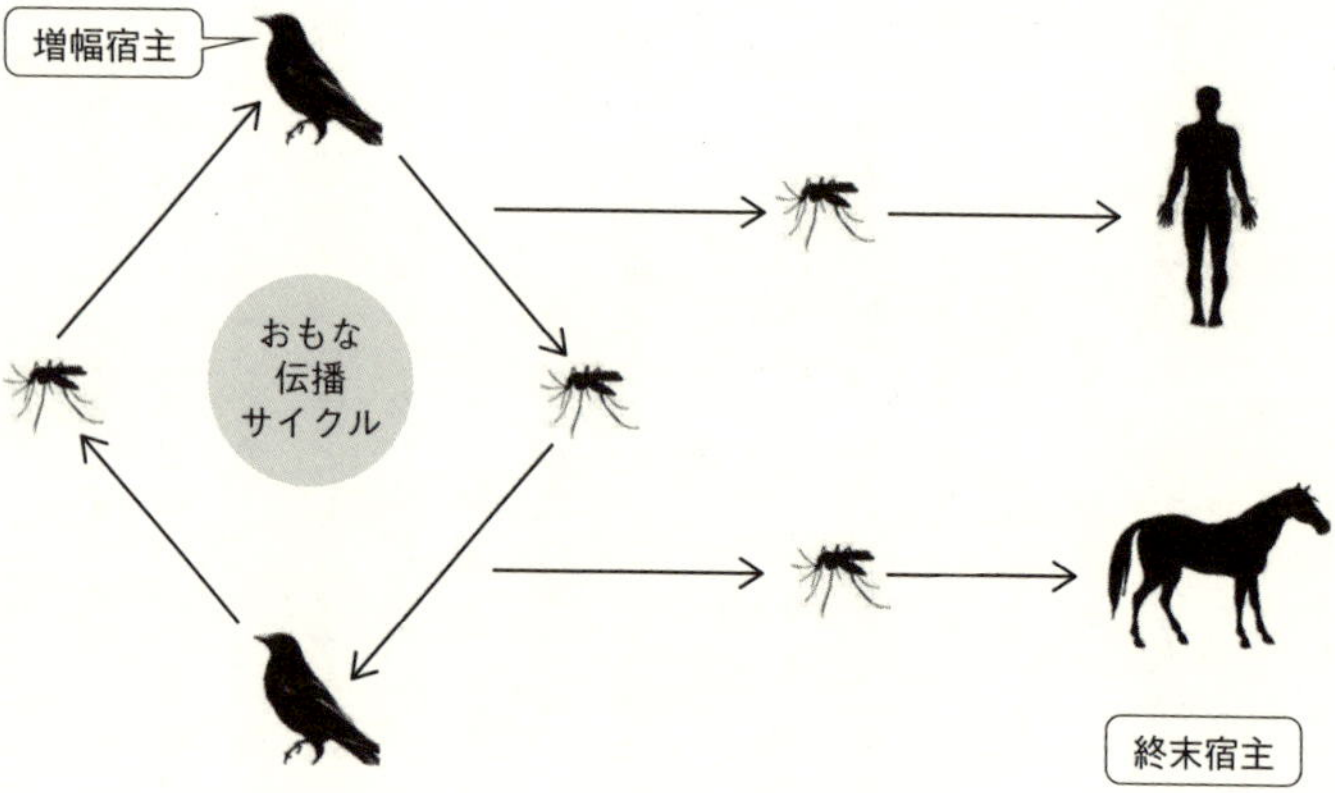

図3・4　ウエストナイルウイルスの伝播サイクル

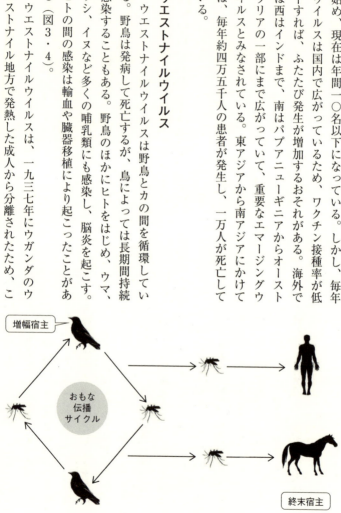

た。デングウイルスは四つのタイプに分けられていて、堀田のウイルスとハワイのウイルスは1型、ニューギニアのウイルスは2型に分類され、フィリピンのウイルスは3型と4型に分類されている。

デングウイルスは図3・5に示したように森林型と都市型のサイクルで伝播されている。森林でのサルとカの間での循環は、太古の昔からあった。都市型サイクルは、現代社会の産物である。

日本ではこれまでほとんど話題にならなかったデングウイルスだが、現在、中南米、東南アジア、西太平洋地域の一二〇カ国に常在し、全世界の人口の半数以上の三六億人が感染リスクにさらされている国際的に重要なウイルスである。二〇一三年国際研究チームは、年間三億九〇〇〇万人が感染し、九六〇〇万人が発病しているという推定を発表している。国際交流の増加、温暖化による媒介カ（ネッタイシマカ、ヒトスジシマカ）の生息域の拡大などのため、アフリカ、中近東、南アジアなどにも発生が広がってきている。ヒトスジシマカが生息す

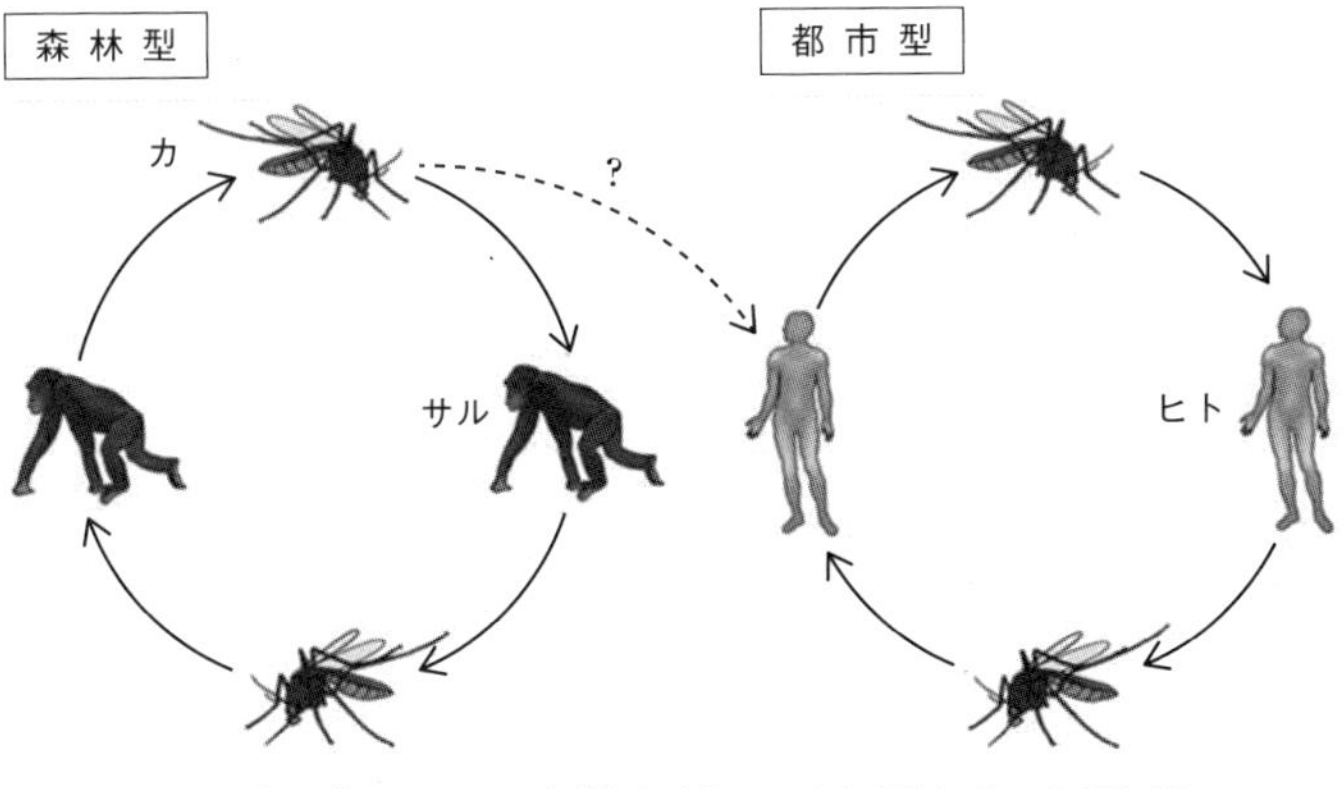

図 3・5　デングウイルスの伝播サイクル　S.S. Whitehead, J.E. Blaney, A.P. Durbin, *et al.*, *Nat.Rev. Microbiol.*, **5**, 518〜528（2007）を一部改変.

る日本でも、以前から発生の可能性が指摘されていたが、二〇一四年には約七〇年ぶりに都内代々木公園を中心に広がった。

デングウイルス感染の場合、一般に最初の感染は一過性で比較的軽くすむ場合が多い。そののち別の血清型のデングウイルスに再感染すると、デング出血熱やデング・ショック症候群という死にいたることもある重い症状をひき起こす。これは、再感染の場合に、最初のウイルス感染で産生された抗体が防御ではなく、症状を増悪させるためと考えられている。そのため、デングワクチンの開発は四つの血清型に同じように効果を示すものでないと、ワクチンが症状を悪化させる可能性がある。この点を考慮した四つの血清型に対するワクチンが開発され、総計約四万人を対象とした大規模な臨床試験である程度の防御効果が確認されたため、二〇一五年一二月にメキシコとフィリピンで承認されている。

重症熱性血小板減少症候群（ＳＦＴＳ）ウイルス

二〇〇九年三月末から七月中旬にかけて、急性の熱病が中国中央部の湖北省と河南省で発生し、重症熱性血小板減少症候群（severe fever with thrombocytopenia syndrome、ＳＦＴＳ）と命名された。おもな症状は、発熱、血小板減少、消化器症状、白血球減少で、致死率は三〇パーセントに達することもあった。二〇一一年、原因がブニヤウイルス科フレボウイルス属の新しいウイルスであることが報告された。

フレボウイルス属のウイルスはカやスナバエが媒介している。患者の家の周辺の家畜から採取したフタトゲチマダニの約五パーセントでＳＦＴＳウイルスＲＮＡが検出され、ほかのいくつかのマダニでもウイルス抗体が見つかることから、マダニが媒介すると考えられている。

二〇一二年秋に山口県で五〇歳代の女性が、発症七日後に原因不明のまま死亡した。臨床経過に疑問を抱いた医師が採取した血液を国立感染症研究所に送ったところ、ＳＦＴＳウイルスが分離された。国内最初のＳＦＴＳ患者である。過去の同様の症例を調べた結果、ほかにも一〇例のＳＦＴＳ例が見つかった。いずれも西日本の住人で、六名が死亡していた。日本のウイルスは中国のウイルスとは遺伝子型が異なっている。二〇一六年四月末の時点で、国内では一七五名のＳＦＴＳ患者が報告され、そのうち四六名が亡くなっている。

二〇一三年には、韓国で三五名の患者が見つかった。分離されたウイルスは、中国のウイルスに類似のものと日本のウイルスに近いものの二種類であった。

中国では、患者が発生した地域のヤギ、ヒツジ、ウシ、ブタ、ニワトリ、イヌ、齧歯類などでウイルス抗体が検出されている。日本では、北海道を除く国内各地でシカ、イノシシ、アライグマなど野生動物で抗体が検出されている。家庭の飼育犬でも抗体が検出されており、二〇一四年には愛媛県で飼い犬に寄生していたダニから感染した患者が見つかり、イヌのダニからはＳＦＴＳウイルスが分離された。

ＳＦＴＳウイルスはマダニの体内で増殖し、卵を介して幼虫にウイルスが伝達されている。ウイルスは、マダニの生活環に組込まれて増殖する一方、マダニに刺された家畜や野生動物がウイルスの増幅動物となって、存続していると推測される。

ジカウイルス

一九四七年、ウガンダの東アフリカ・ウイルス研究所の近くのジカ（ウガンダの主要言語のルガンダ語で「成長しすぎた」の意）と現地人がよんでいる森で、米国ロックフェラー研究所のグループが黄熱の調査のために、おとり動物としてアカゲザルの檻をいくつも置いていた。そのうちの一頭が発熱したので、黄熱ウイルス感染と考えその血清をマウスの脳内に接種したところ、黄熱ウイルスとは異なる新しいウイルスが分離され、ジカウイルスと命名された。一九五二年に東アフリカでヒトの血清中に中和抗体が検出され、一九五四年にはナイジェリアで三人の感染者が見つかり、ジカウイルスがヒトに感染することが初めて明らかになった。一九六四年にはウガンダでヒトからウイルスが分離された。

一九五〇年代以来、ジカウイルス感染はアフリカのほかに東南アジアでも時折報告されていた。インド、タイ、ベトナム、マレーシア、インドネシアなどでも抗体陽性者が見いだされたが、発熱などの症状を示した患者は、五七年間に全部で一三名だけだった。

二〇〇七年に、太平洋地域ミクロネシア連邦のヤップ島で起こったジカウイルス感染の集団発生は関係者を驚かせた。全人口六七〇〇人のうちの五〇〇〇人が感染したと推定されている。さらに、二〇一三年から二〇一四年にかけて、フランス領ポリネシアで五八九五人の疑似患者が見つかり、感染者は全体で一九、〇〇〇人にのぼると推定された。これは全人口の一割近い。遺伝子検査を行った五八四人の血清では、二九四人がウイルス陽性だった。

二〇一四年からは南米で広がり始めた。最初二月に、チリのイースター島で確認され、二〇一五年四月には、ブラジルのバイーア州でインフルエンザのような症状に続いて発疹や関節痛の患者が五〇〇人ほど見つかり、バイーア大学の研究者による遺伝子検査でジカウイルス感染ということが確認された。ジカウイルス感染は、そののち、ブラジルをはじめ、中南米、カリブ海地域に急速に広がった。二〇一六年一月末までに約三万人の患者が報告され、大部分はバイーア州の住民だった。分離された七株のウイルスについて、系統樹と変異速度を調べた結果、ウイルスがブラジルに持込まれたのは、二〇一三年五月から一二月の間と推定された。

当初、ジカウイルス感染は発疹、関節痛、筋肉痛、頭痛、非化膿性結膜炎などを伴う軽い熱性疾患とみなされていた。ところが、二〇一三年から二〇一四年にかけてジカウイルス感染が広がったフランス領ポリネシアでは、四二名のギランバレー症候群の患者が見いだされた。これは四肢の筋力の低下などを伴う急性の神経炎である。四二名の患者について、検討を行った結果、ジカウイルス感染がギランバレー症候群の要因になった可能性が明らかにされ、さらに、ギランバレー症候群になるリスクは、一〇万人あたり二四人と推定された。これは通常の一〇万人あたり一人の発生頻度に比べて非常に高い。

二〇一五年一一月、ブラジル保健省は新生児での小頭症が異常に増加していることを発表して、妊娠した女性がカに刺されないよう注意を喚起した。二〇一六年一月の発表では、二〇一五年に見つかった小頭症の総計は三五三〇例で、例年一〇〇人台の発生と比較して異常に多く、妊娠中のジカウイルス感染によると疑われた。

二〇一六年三月には、小頭症の患者の脳内にジカウイルスの存在を確認した報告が二編発表された。

最初の例は、ブラジル北部で働いていた女性で、妊娠一三週にあたる二〇一五年二月に高熱、筋肉痛、全身の発疹などの症状で発病した。ヨーロッパに帰国後、妊娠三二週目の超音波診断で胎児の脳が小さいことが確認され、中絶が行われた。胎児の脳は非常に小さく、電子顕微鏡でジカウイルスと推定されるウイルス粒子が認められ、ジカウイルスのゲノムRNAが大量に検出された。その塩基配列は流行ウイルスにほぼ一致していた。二例目は、妊娠一一週にあたる二〇一五年一一月末に、中南米の旅行中にジカウイルスに感染・発病したフィンランド人女性の例で、帰国後、血清からのジカウイルスRNAの検出や詳細な超音波検診断にもとづいて二一週目に中絶し、胎児の脳からジカウイルスが分離された。分離ウイルスのゲノムの塩基配列は、流行ウイルスと九九・六〜九九・八パーセントと高い相同性を示していた。

米国疾病制圧予防センター（CDC）は、二〇一六年四月にジカウイルスが小頭症を起こすと結論した。ウイルス感染による先天性異常児の出産が大きな問題になったのは、一九六〇年代に風疹ウイルス感染で生まれた先天性風疹症候群である。この際には、結論が出るまでに二〇年かかっていた（コラム参照）。ジカウイルスの場合の六カ月での結論はかつてない迅速なものとなった。

同年五月から六月にかけて、さらに三編の論文で、ジカウイルスが小頭症を起こす実験的証拠が発表された。妊娠マウスでの実験では、ジカウイルスが胎児の脳の成長を抑制すること、また、iPS細胞から分化させたヒト大脳皮質の前駆細胞では、ジカウイルスが細胞の成長に関わる遺伝子発現を抑制し、細胞の自殺死（アポトーシス）や免疫反応に関わる遺伝子の発現を上昇させることが報告されたのである。

コラム　先天性風疹症候群の教訓

一九三九年、第二次世界大戦に参戦したオーストラリアで、若い兵士の間で風疹の流行が起こった。一九四〇年、眼科医ノーマン・グレッグは乳児の先天性白内障の異常な増加に疑問を抱いて調べたところ、母親が妊娠中に風疹にかかっていたことから、風疹ウイルスが胎児の眼の発育を阻害していると結論した。一九六二年から一九六五年には風疹の世界的大流行（パンデミック）が起こった。米国では一九六四年から翌年までに一二〇〇万人以上が感染し、新生児では二一〇〇〇人が死亡、一万二〇〇〇人が難聴、三五八〇人が失明、一八〇〇人が知的障害となった。これは、先天性風疹症候群とよばれ、まもなく、風疹ウイルスが胎盤を通過して胎児に感染した結果起こったことが明らかにされた。グレッグの指摘から二〇年あまりが経っていた。

一九六五年、ベトナム戦線の基地となっていた米軍統治下の沖縄にも風疹が持込まれて大流行を起こした。一九六九年、日本政府と琉球政府の合同調査で、その年の出生数の二パーセントにあたる四〇八人の先天性風疹症候群の子供が見つかった。

これがきっかけで、風疹ワクチンの開発が促進され、一九七〇年代にワクチン接種が始められた。風疹とジカ熱はよく似た面がある。両方とも成人では一般的に症状は軽い。しかし、妊婦が感染するとウイルスは胎盤を通過して胎児に感染し、胎児の発育を阻害する。公衆衛生専門家は、あらためて風疹で得られた教訓を見直している。

六月末の『ランセット』誌には、ブラジルで死亡した三人の小頭症の新生児の脳と中絶した胎盤でジカウイルスが検出されたことが報告され、ジカウイルスと小頭症の関連の強力な証拠となった。九月にはワシントン大学の研究チームが妊娠ブタオザル（ヒトの妊娠二八週に相当する時期）にジカウイルスを皮下接種した結果を『ネイチャー・メディシン』誌に発表した。それによれば、胎児の脳室には一〇日目のMRI検査で異常が認められ、毎週行った超音波検査では胎児の頭の直径の増加が遅れていた。ヒトの妊娠三八週に相当する時期に帝王切開で取出した胎児には小頭症が確認された。ジカウイルスが小頭症を起こすことは疑いなく、風疹の場合と同様に、妊娠前にワクチン接種して予防することが唯一の予防法として、ジカウイルスワクチンの開発が急速に進んでいる（コラム参照）。

ジカウイルスは図3・5に示したデングウイルスの場合と同様に、大昔からサルとカの間で続いていた森林型と、ヒトとヤブカ属のカにより循環する都市型の流行を起こす。一方、タヒチ島で二〇一三年に発病した男性の精液からは感染性ウイルスと大量のジカウイルスRNAが検出されており、カだけでなく、性行為による伝播の可能性も指摘されている。

二〇一六年九月、カナダ、米国、英国の共同研究チームは、ジカウイルス媒介カが生息し、ジカウイルスの伝播を支えるに適した気候条件を備えたアフリカ、アジア-太平洋地域に住む推定二六億人の人々の間でジカウイルス感染が広がるおそれのあることを報告した。

日本では、二〇一三年から二〇一四年にかけて見つかったフランス領ポリネシアで感染した二名とタイで感染した一名を初めとして、二〇一六年五月の時点で九名のジカウイルス感染者が確認されている。日本に生息するヒトスジシマカもジカウイルスを伝播するので、デングウイルスの場合と同様、カによる広がりを未然に防ぐことが求められる。

二〇一五年、ブラジルではエルニーニョによる大雨や洪水などに見舞われ、カの繁殖が促進されたため、デング熱の患者は平年の二〇倍以上になっていた。ジカウイルスの急激な広がりも大繁殖したカによると考えられている。

4　水鳥由来のインフルエンザウイルス

インフルエンザウイルスにはA、B、Cの三つの型がある(注7)。A型とB型がヒトで流行を起こしており、特にA型インフルエンザウイルスが変異を起こしやすく、大流行の原因になっている。A型インフルエンザウイルスは、その表面にHAタンパク質(一八(注8)の型)とNAタンパク質(九つの型)があり、この組合わせで分類されている。普通流行しているウイルスはH1N1であり、一方、東南アジアでヒトに致死的感染を起こしているトリインフルエンザウイルスはH5N1である。

野生のカモなどの水鳥では、すべてのタイプのインフルエンザウイルスが存在していて、これがインフルエンザウイルスの貯蔵庫とみなされている。インフルエンザウイルスはヒトでは呼吸器で増殖するが、水鳥では腸管で増殖し、病気を起こすことはほとんどない。池や湖に排泄された糞にはウイ

(注7)二〇一一年米国のブタとウシから分離された新しいインフルエンザウイルスが暫定的にD型に分類されている。このウイルスは、フランスとイタリアでも広がっている。
(注8)このうち三つの型は二一世紀になってから見いだされた。

コラム　ヒトがつくり出したミツバチ世界のエマージングウイルス――チヂレバネウイルス

セイヨウミツバチは花粉媒介とハチミツ採取用に世界各国で広く飼養されており、全世界での農業生産に年間推定四千億円の利益をもたらしている。このミツバチの飼養に最大の被害を与えているウイルスとして、ピコルナウイルス科に属するRNAウイルスである**チヂレバネウイルス**がある。最初に見いだされたのは、一九八〇年代日本で飼養されていたセイヨウミツバチからで、当初、トウヨウミツバチからセイヨウミツバチに移ったものと考えられた。チヂレバネウイルスは、ミツバチに寄生するミツバチヘギイダニが吸血する際にミツバチに感染し、縮れた羽、腹部膨張、麻痺、寿命の短縮などを起こす。媒介ダニがいなくても、チヂレバネウイルスは卵を介して垂直感染し、ハチのコロニーを消滅させる。

英国エクセター大学の生態保全研究センターを中心とした国際研究チームは二〇一六年、一七カ国三二箇所で採取したチヂレバネウイルスとミツバチヘギイダニのゲノムの解析から、このウイルスはセイヨウミツバチが保有していたもので、それが媒介ダニとともに広がったことを報告した。ウイルスの流行はおもにヨーロッパから北米、オーストラリア、ニュージーランドに広がっていた。ヨーロッパとアジアの間での双方向の移動も見られたが、アジアとオーストラリアでは近接地域の間にもかかわらず見られないことから、ヒトがハチを運びこむことで、ウイルスとダニを広げていたと推測されている。この結果は、動物や植物の移動によるエマージングウイルスのリスクを如実に示している。

ルスが含まれ、水鳥はその水を飲んで消化器感染を起こす。中国では、越冬のためにシベリアなどから飛来するカモからニワトリがインフルエンザウイルスに感染している。カモでは病気を起こさないウイルスだが、ニワトリでは病気が起こり、抗体が産生されてウイルスを排除する。そのうちに抗体の存在下でも生存する変異ウイルスが生まれ、変異が続いているうちに、ニワトリに強い毒力を示すウイルスが生まれてくる。これが**高病原性トリインフルエンザウイルス**として問題になっているＨ５Ｎ１ウイルスである。

数百万年かけてインフルエンザウイルスはカモとともに進化して共存関係をつくり上げてきたが、大規模養鶏が始まって多数のニワトリがインフルエンザウイルスに遭遇するようになったのは、二〇世紀なかばである。ウイルスと共存できる関係はまだ成立していないといえよう。

高病原性トリインフルエンザウイルスは、ニワトリの内臓で激しい出血を起こして短期間で死亡させる。ニワトリが死亡すればウイルスも存続できなくなるはずだが、現代の大規模な養鶏場ではウイルスは次々とニワトリに伝播されるため、ウイルスが途絶えることはない。アジア地域全体では約二億世帯がニワトリやアヒル約三〇億羽を放し飼いにしていると推測され、これらの多くは生きたまま市場で売られている。ニワトリに濃厚接触したヒトでは致死的感染が起こる。これまでのところ、ヒトからヒトへの感染はほとんど起こっていない。しかし、もしもウイルスが変異してヒトの間で容易に広がるようになると、いわゆる新型インフルエンザウイルスとなって、一九一八年のスペイン風邪のようなパンデミックを起こすおそれがある。

第4章　見直されるウイルスの存在意義

1　善玉ウイルスの側面

ウイルスという用語はラテン語の毒に由来し、一九五〇年代はじめまで日本では、ウイルスは病毒とよばれることが多かった。中国語では今でも病毒である。ウイルスすなわち病原体とみなされてきたのである。しかし、細菌に悪玉菌と善玉菌があるように、ウイルスでも善玉の側面のあることが注目されはじめている。植物では干ばつ耐性を与えるウイルス、昆虫では寄生バチの幼虫を守るウイルスなど、**共生するウイルス**が宿主の生存を助けている例がいくつか報告されている。ここでは哺乳類の健康面で役立っているウイルスの例を紹介する。

エイズの進行を抑えるG型肝炎ウイルス——GBV-C

G型肝炎ウイルスは、健康なヒトに持続感染していて、病気を起こしている証拠は見られない。このウイルスが、ヒト免疫不全ウイルス（HIV）感染者でエイズの進行を抑えている可能性が注目されている。

ところで、G型肝炎ウイルスの名前が付けられた背景には、肝炎ウイルス発見をめぐる研究が深く関わっていた。まずその複雑な経緯を紹介する。

一九四七年国際医師会議は糞便などから感染する肝炎をA型、輸血によるものをB型と命名した。一九六六年、フリードリヒ・ダインハルトは、A型肝炎と診断されたジョージ・バーカーという名の外科医の血清をマーモセット（南米産の小型サル）に接種して肝炎が起こることを見いだし、これが肝炎の原因として、外科医の頭文字をとってＧＢ病原体と命名した。この報告は大きな注目を浴びたが、数年後にＧＢ病原体はマーモセットの肝炎ウイルスということが明らかにされた。一九九五年、製薬企業のアボット社の研究グループは、ＧＢ病原体を接種したマーモセットの血清と肝臓に二種類のウイルスを検出し、ＧＢウイルスＡ（ＧＢＶ-Ａ）とＧＢウイルスＢ（ＧＢＶ-Ｂ）とよんだ。さらに、西アフリカの一人の肝炎患者の血清に、ＧＢウイルスと共通の塩基配列をもつウイルスを見いだし、ＧＢウイルスＣ（ＧＢＶ-Ｃ）と命名した。同じころ、別の研究グループが一人の慢性肝炎患者の血清中に新しいＲＮＡウイルスの配列を検出し、これをＧ型肝炎ウイルスとよんだ。それまでにＡ、Ｂ、Ｃ、Ｄ、Ｅ、Ｆ型肝炎ウイルスが分離されていたためである（注１）。

その後、遺伝子構造からＧ型肝炎ウイルスとＧＢＶ-Ｃは同じものとみなされ、両ウイルスの名前が併記されることが多い。本書では便宜上、Ｇ型肝炎ウイルスとするが、名前とは異なり、肝炎の原因ウイルスとはみなされていない。二〇一三年にはフラビウイルス科のペギウイルス属という新しい属に分類された。

一九九八年、名古屋大学内科の豊田秀徳らは、ＨＩＶに感染した血友病患者で、Ｇ型肝炎ウイルスに同時に感染している場合、エイズから死亡へと進行する速度が、Ｇ型肝炎ウイルス陰性の場合よりも遅い傾向が見られたことを報告した。これがきっかけとなって、Ｇ型肝炎ウイルスがＨＩＶ感染を抑制する可能性についての研究が盛んに行われるようになった。

二〇〇四年には、米国で**高活性抗レトロウイルス療法**（注２）が行われていない時期に採取していた約六〇〇名のＨＩＶ感染者について、Ｇ型肝炎ウイルスの影響を解析した結果が報告された。それによると、ＨＩＶに感染したときにＧ型肝炎ウイルスに持続感染していたヒトでは、Ｇ型肝炎ウイルスが陰性だったヒトよりも、五、六年以内での死亡が約三分の一に低下していた。そののち、Ｇ型肝炎ウイルスに感染している場合にはＨＩＶの予後がよいという成績がいくつか報告されている。

Ｇ型肝炎ウイルスがＨＩＶ感染に対して防御効果を示す機構については、多くの研究が行われている。ＨＩＶはＣＤ４陽性Ｔ細胞（注３）で増殖し免疫系を破綻させてエイズを起こすが、Ｇ型肝炎ウイルスはＣＤ４陽性Ｔ細胞に感染して、ＨＩＶが細胞に侵入するのに必要な細胞表面の受容体を変化させることにより、ＨＩＶの増殖を阻止していると推測されている。二〇一二年クラフリン大学のオマ

（注１）最初に発見されたのはB型肝炎ウイルス（一九六八年）で、次にA型肝炎ウイルス（一九七三年）が発見された。それ以後はウイルスの発見の順序にアルファベット表記が付けられている。なお、D型肝炎ウイルスはB型肝炎ウイルスをヘルパーとして増殖する衛星ウイルスである。D型肝炎はまれに見られるにすぎない。また、F型肝炎ウイルスは、一九九四年に分離が報告されたが追試で確認されず、肝炎ウイルスのリストから削除されている。

（注２）ＨＩＶの増殖過程では、逆転写酵素によりＤＮＡに転写される段階、このＤＮＡが核内でインテグラーゼとよばれる酵素により染色体に組込まれる段階、細胞外に放出されたウイルス粒子がプロテアーゼ（タンパク質切断酵素）によりタンパク質の不要な部分が切取られて成熟ウイルス粒子となる段階の三つがある。一九九〇年代から抗ＨＩＶ薬として、逆転写酵素阻害剤、インテグラーゼ阻害剤、プロテアーゼ阻害剤を組合わせたものが高活性レトロウイルス療法として広く用いられるようになった。

（注３）胸腺由来のT細胞は、その表面にあるＣＤ分子で、ＣＤ４陽性とＣＤ８陽性の二種類に大別される。前者は、免疫応答の司令塔となるヘルパーT細胞で、後者は異物を破壊するキラーT細胞である。

ル・バガスラは、HIV感染リスクの高いヒトたちへのワクチンとしてG型肝炎ウイルスを利用することを提案している。

なお、二〇一四年に西アフリカで大発生を起こしたエボラウイルス感染でも、シエラレオネでの調査では、四九名のエボラ患者のうち、G型肝炎ウイルス陽性の患者は五三パーセントが生存し、G型肝炎ウイルス陰性の患者で生存したのは二二パーセントだった。例数は少ないが、G型肝炎ウイルスの持続感染がエボラウイルス感染からの回復に役立った可能性が示唆されたのである。

潜伏感染して細菌抵抗性をもたらすヘルペスウイルス

ワシントン大学のエリク・バートンらは、マウスのγヘルペスウイルス68（注4）のマウス感染の研究を行っていた際、このウイルスが潜伏感染したマウスの腹腔のマクロファージが活性化していることに気がついた。活性化マクロファージは、細胞内で増殖するリステリア菌を効率的に殺すことが知られているので、彼らはγヘルペスウイルス68が潜伏感染したマウスにリステリア菌を接種してみたところ、強い抵抗性が認められた。腺ペストの原因となるペスト菌に対しても同様の抵抗性が見られた。しかし、ウエストナイルウイルス接種では致死的感染が起こったことから、ウイルス感染まで阻止できるものではなかった。

βヘルペスウイルス亜科に属するマウスサイトメガロウイルスでも同様の細菌感染抵抗性が見られた。しかし、αヘルペスウイルス亜科の、単純ヘルペスウイルスの潜伏感染では、この抵抗性は見られなかった。

ヘルペスウイルスが潜伏感染したマウスの血清について、サイトカインの量を測定してみたところ、γインターフェロンと腫瘍壊死因子（TNF）αの著しい増加が見られた。これらのサイトカインは自然免疫の重要な担い手である。潜伏中のウイルスの再活性化により、低いレベルだがウイルス抗原の刺激が続くため、自然免疫が増強され、細菌抵抗性になっていると考えられる。αヘルペスウイルス亜科のウイルスは神経細胞に潜伏し、βとγ亜科のヘルペスウイルスはリンパ系細胞に潜伏する。そのため、α亜科のウイルスでは細菌感染抵抗性が見られなかったと考えられた。

ヒトのγヘルペスウイルスとしては、エプスタイン・バー（EB）ウイルスがある。これは、幼児時期に無症状感染することが多いが、成人が感染すると、発熱、倦怠感を伴う伝染性単核球症になることがある。ウイルスは潜伏感染し、活性化すると唾液に出て感染を広げる。βヘルペス亜科ではサイトメガロウイルスがあり、多くの場合、幼児期に無症状感染を起こしている。これらのウイルスでも、マウスの場合と同様に細菌感染抵抗性に関わっている可能性がある。

ヘルペスウイルスは宿主に潜伏するという共生関係を少なくとも数千万年前から進化させてきた結果、宿主に恩恵を与える側面が生まれてきたと考えられる。

善玉菌の代わりを務めるマウスノロウイルス

ノロウイルスは、ヒトでは下痢など重い症状を起こすため、公衆衛生上、重視されているが、マウ

（注4）ヘルペスウイルス科はα、β、γの三つの亜科に分けられている。

スノロウイルスは健康なマウスではほとんど症状をひき起こさず、免疫不全のマウスで下痢などを起こすだけである。マウスの多くで持続感染が見られるため、実験用マウスのコロニーで汚染がときどき起こって問題になっている。ヒトには感染しない。二〇一四年ニューヨーク大学のケン・カドウエルらは、このウイルスに以下のような善玉としての側面のあることを報告した。

抗生物質は悪玉菌だけでなく善玉菌も除去する。抗生物質を投与したマウスに腸管刺激物質としてデキストラン硫酸ナトリウム（DSS）を投与すると、激しい腸炎によりマウスは死亡する。これは善玉菌が消失したためと考えられる。ところが、抗生物質を投与したのち、マウスノロウイルスを接種すると、DSSによる腸炎が抑えられて生存率が高まることが見いだされた。また、抗生物質を投与したマウスに病原性大腸菌を接種すると体重減少、下痢、腸炎が起こるが、あらかじめマウスノロウイルスを接種しておくと、これらの症状が軽減する。抗生物質で失われた善玉菌の代わりを、マウスノロウイルスが務めていると考えられている。

粘膜からの細菌侵入を防ぐファージ

粘膜表面は病原体の侵入門戸であり、感染防御の第一線になっている。米国サンディエゴ州立大学の微生物生態研究者フォレスト・ローワーのグループは、粘膜が古代から動物とウイルスの共生の重要な場所になっていることを二〇一三年に発表した。イソギンチャクなどの刺胞動物から、魚、人間に至るまで、その粘膜表面の粘液には細菌を死滅させるファージが含まれており、その量は周辺の部位よりも四倍以上多かった。粘膜から侵入しようとする細菌はファージの感染により破壊されて、宿主動物は細菌感染から守られる。一方、ファージは絶えず襲ってくる細菌の中で増殖し子孫を産生している。これは古代から受け継がれてきた免疫機構の一つとみなされる。

粘液はムチンが主成分で、コアタンパク質に数千の糖鎖が付いていて、微生物が増殖するのに適した環境となっている。ローワーたちは、ファージがこの糖鎖に張り付いていることを明らかにし、この状態を瓶洗浄ブラシに例えている。ファージが付着した粘液で覆われた細胞では、細菌の増殖がファージのいない場合と比較して、一万分の一以下に減少していた。

粘液中に特に頻繁に見つかるファージは、最も普通の細菌を標的とするものだった。ファージ生態学には「Kill-the-Winner（勝者を殺せ）」という仮説がある。これは、細菌が勝者で、ファージの増殖を支えうるレベルまで増えると、ファージの増殖によりその数が劇的に減少する現象である。ローワーたちはこの仮説があてはまる現象とみなしている。そして、病原菌を標的とするファージが含まれる粘液で腸管を覆うことにより、病原菌に対する基礎免疫を与えうる可能性を指摘している。

2　ヒト内在性レトロウイルス（ＨＥＲＶ）の役割

一九五〇年、アンドレ・ルヴォフは、細菌のウイルスであるファージのＤＮＡが宿主の細菌のＤＮＡに組込まれていることを明らかにして、**プロファージ**とよんだ。動物ウイルスでも、一九六四年ハワード・テミンがニワトリのラウス肉腫ウイルスのＲＮＡがＤＮＡとして宿主ＤＮＡに組込まれることを見いだし、プロファージにならって**プロウイルス**と名付けた。この報告が受け入れられるには、一九七〇年にRNAをDNAに変換する**逆転写酵素**（reverse transcriptase）がラウス肉腫ウイルスとマウス白血病で発見されるまで待たなければならなかった。これらのウイルスは、レトロウイルス科に分類された。レトロという名称は、右の英名の下線部分をつなげたものである。**レトロウイルス**はいろいろな細胞に感染するが、たまたま生殖系列の細胞（精子または卵子）に感染すると、ウイルスDNAは宿主の遺伝子の一部になって子孫に受け継がれる。これが**内在性レトロウイルス**とよばれる。

ヒトの内在性レトロウイルス（human endogenous retrovirus, HERV)の研究は一九八四年、米国国立癌研究所のモーリス・コーエンらがヒト胎児の遺伝子ライブラリーからERV3と名付けた内在性レトロウイルスを見つけた頃から進展し始めた。一九八六年、

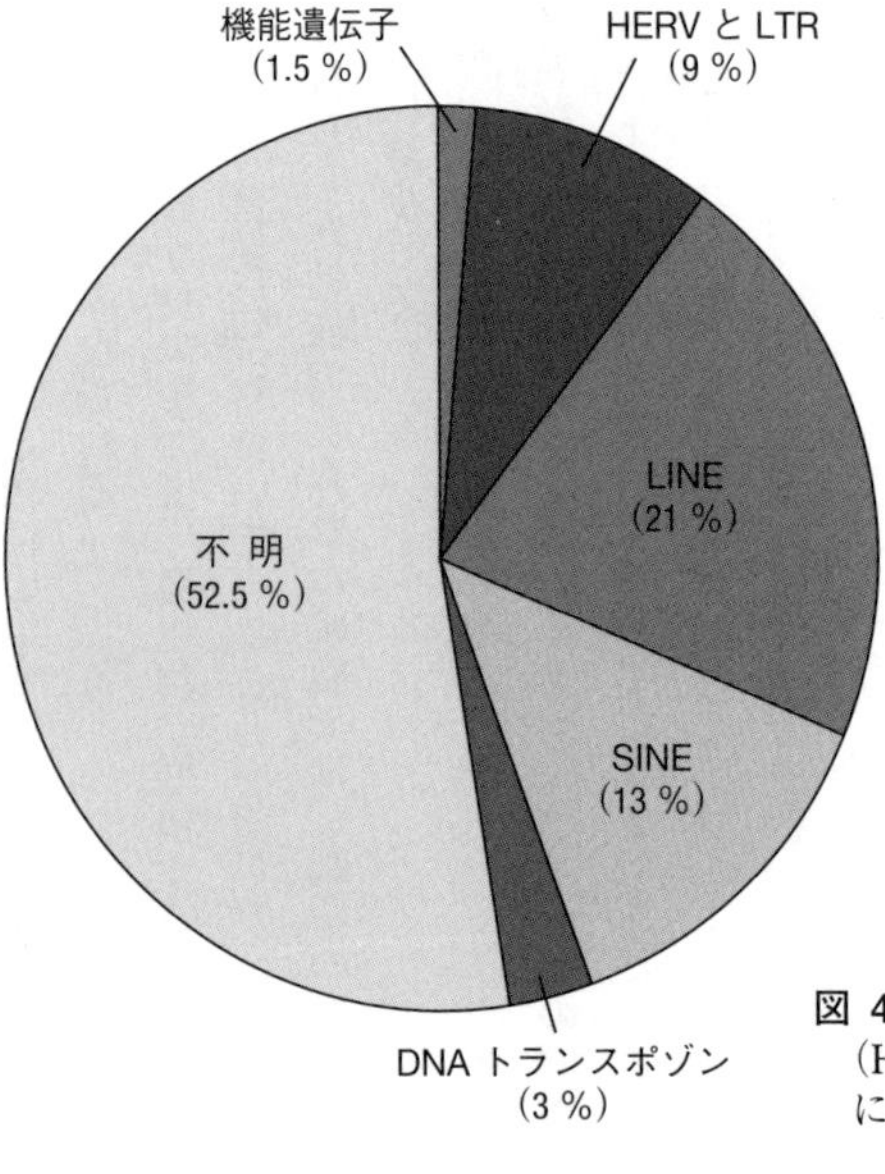

図 4・1 ヒトゲノムの構成
（HERV, LTR, LINE, SINE については図 4・4 を参照）

北里大学の小野雅夫はヒト胎児の遺伝子ライブラリーから内在性レトロウイルスの配列を発見し、ＨＥＲＶ-Ｋと名付けた。ＤＮＡからタンパク質が翻訳される際、転移ＲＮＡが一つずつアミノ酸を運んでくる。彼らのＨＥＲＶの場合にはリシンが最初に運ばれてくることから、リシンの略号Ｋを付けたのである。この命名方式に従って、ＥＲＶ３にはＨＥＲＶ-Ｒの名称が付けられている。

ワトソンとクリックによるＤＮＡの二重らせん構造の発見から半世紀近く経った二〇〇三年、ヒトゲノム解読の結果が発表された。図４・１に示すように、タンパク質産生のための情報をもつ機能遺伝子はわずか一・五パーセントで、ほかの遺伝情報は、三四パーセントがレトロトランスポゾンのＬＩＮＥ（long interspersed nuclear element、長鎖散在性因子）とＳＩＮＥ（short interspersed nuclear element、短鎖散在性因子）、九パーセントがヒト内在性レトロウイルス（ＨＥＲＶ）とその遺伝子の一部であるＬＴＲ（long terminal repeat、長い末端反復）とよばれる塩基配列、三パーセントがＤＮＡトランスポゾンで、五〇パーセント以上が不明の配列であった。ヒトの染色体に組込まれたＨＥＲＶの役割に関心が高まり、新しい知見が集まり始めている。

妊娠を維持するＨＥＲＶ-ＷとＨＥＲＶ-ＦＲＤ

胎児は父親と母親の遺伝形質を受け継いでいる。胎児に供給される母親の血液中のリンパ球は、父親由来の遺伝形質を異物とみなして攻撃するはずである。この攻撃から胎児を守る機構の一つとして、胎盤の中で母親の血液循環と胎児の血液循環の間を隔てる**合胞体栄養膜細胞**が存在している（図４・２）。合胞体とは細胞膜どうしが融合して生じる多数の核をもった細胞のことで、この特殊な膜が、胎児の発育に必要な栄養や酸素は通過させる一方で、拒絶反応の担い手である母親のリンパ球が胎児の血液に入るのを阻止する。その結果、胎児は拒絶されることなく発育し、無事生まれてくる。

この合胞体栄養膜細胞が妊娠とともに形成される機構は長い間謎だったが、二〇〇〇年、米国のバイオテクノロジー企業のジェネティックス研究所のシャ・ミらは、合胞体栄養膜細胞で発現するタンパク質は、HERV-Wファミリーのエンベロープ（env）遺伝子がコードするもので、細胞を融合させる活性をもつことを明らかに

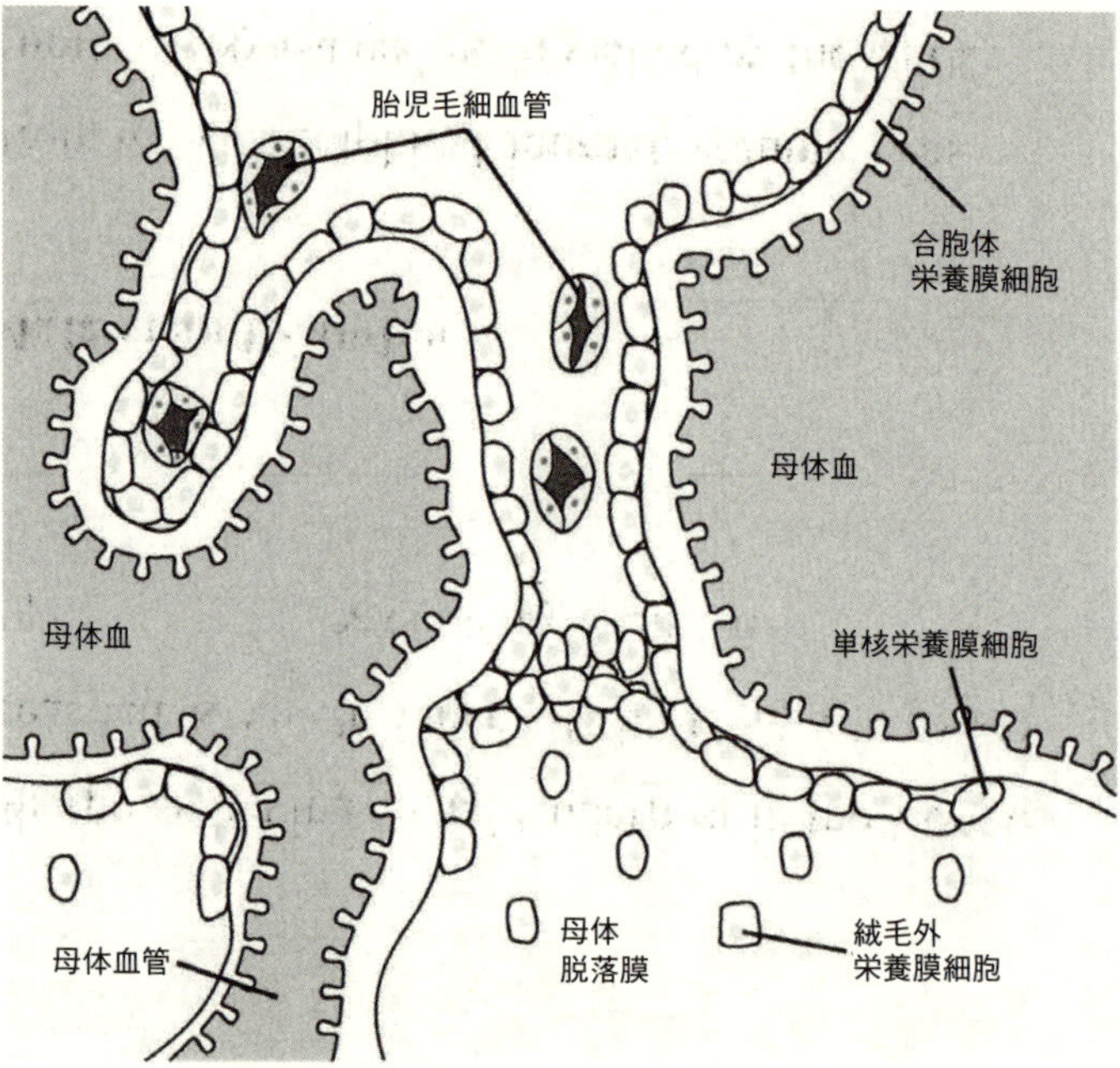

図 4・2　胎盤の構造　D.Haig, *Curr. Biol.*, **22**, R609〜R613 (2012) を一部改変.

し、シンシチンと名付けた。この名前は合胞体の英語名シンシチウム（syncytium）に由来する。その三年後には、HERV-FRDファミリーのenv遺伝子も融合活性をもつタンパク質をコードしていることが報告され、HERV-W由来のものはシンシチン1、HERV-FRD由来のものはシンシチン2とよばれるようになった。

HERVは約三〇〇〇万年くらい前に霊長類に感染して、そのゲノムに組込まれたウイルスである。長年の間に変異を繰返して感染性ウイルスを産生する能力は失っているが、env遺伝子の機能は保存されていて、妊娠のシグナルを受取ると、胎盤で発現してシンシチンが産生され、その融合活性により合胞体栄養膜細胞がつくられると考えられている。

シンシチンは、真獣類のヒト、マウス、ヒツジなどで見つかっている。有袋類は卵黄嚢を通じて母体と物質交換を行う原始的な胎盤をもち、未熟児の状態で出産する動物だが、有袋類に属するオポッサムでも融合活性のあるシンシチンの産生が見いだされている。シンシチンが胎盤形成に重要な役割を果たしてきたことがうかがえる。

ヒツジに肺がんを起こすヤーグジークテ・ヒツジレトロウイルス（Jaagsiekte sheep retrovirus、JSRV）がある。ヤーグジークテとは、ウイルスが最初に見つかった南アフリカの公用語のアフリカーンス語で息切れの意味で、呼吸困難の状態を示すものである。この病気は全世界に広がっており、クローンヒツジのドリーの死亡原因は、このウイルス感染による肺がんだった。一方、ヒツジのゲノムには、内在性JSRVが組込まれている。外来性と内在性の両方のタイプのレトロウイルスが存在しているわけである。両タイプのウイルスが存在していることは、ヒツジとこのウイルスの関係が比較的新しいことを示している。

ヒツジでは妊娠一二日以後に胚を包む栄養外胚葉に内在性JSRVのエンベロープ（env）遺伝子の発現が見られる。二〇〇六年、テキサスA&M大学のトーマス・スペンサーのチームは、妊娠八日目にenv遺伝子の発現を阻止する薬剤を子宮内に注入した実験成績を報告した。ヒツジでは栄養外胚葉の成長が抑制され、一六日目に起こる二つの核をもつ栄養細胞の形成が阻止され、二〇日目に流産が起こった。この結果から、内在性レトロウイルスのenv遺伝子が栄養外胚葉の成長と分化を調節していることが実験的に示された。ヒトでは不可能な実験が、シンシチンの妊娠維持における重要性を確認したといえよう。

初期胚の多能性を支えるHERV-H

受精卵は二細胞、四細胞、八細胞と分裂して桑実胚となり、胚の内部に空間が生じて胚盤胞が形成される（図4・3）。胚盤胞の外側は、栄養外胚葉で胎盤に分化する。内部細胞塊の細胞が増殖して胚盤胞上層を形成し、これから内胚葉、外胚葉、中胚葉が分化し、体のあらゆる細胞が生まれる。内部細胞塊のこの多能性が発揮されるのに、HERVが関わっている可能性が明らかになりつつある。なお、胚性幹細胞（ES細胞）は内部細胞塊の細胞を培養して樹立したものである。

HERV-Hは霊長類のゲノムに二五〇〇万年前もしくは五〇〇〇万年前に組込まれ、その遺伝子配列に変異や欠失が起こって、機能を失っていると考えられてきた。二〇一二年、ジュネーブ大学のフェデリコ・サントーニたちは、HERV-HがES細胞で異常に高度に発現されていて、ES細胞が分化し始めるとその発現が低下し、繊維芽細胞に分化した段階では検出できなくなることを報告した。iPS細胞は分化した体細胞を未分化の状態にリセット（初期化）してES細胞と同様に多能性を獲得したものだが、ここでもHERV-Hが発現されていて、分化とともに減少することが確認された。二〇一四年には、シンガポール国立大学のグループが、薬剤でES細胞を処理してHERV-Hの発現を阻止すると、細胞の形態が劇的に変わって繊維芽細胞のような姿になり、初期化に特徴的なマーカーの発現が低下し、分化のマーカーの発現が上昇することを報告した。これらの結果から、HERV-HがES細胞の多能性の維持に関わっていることが推測されている。

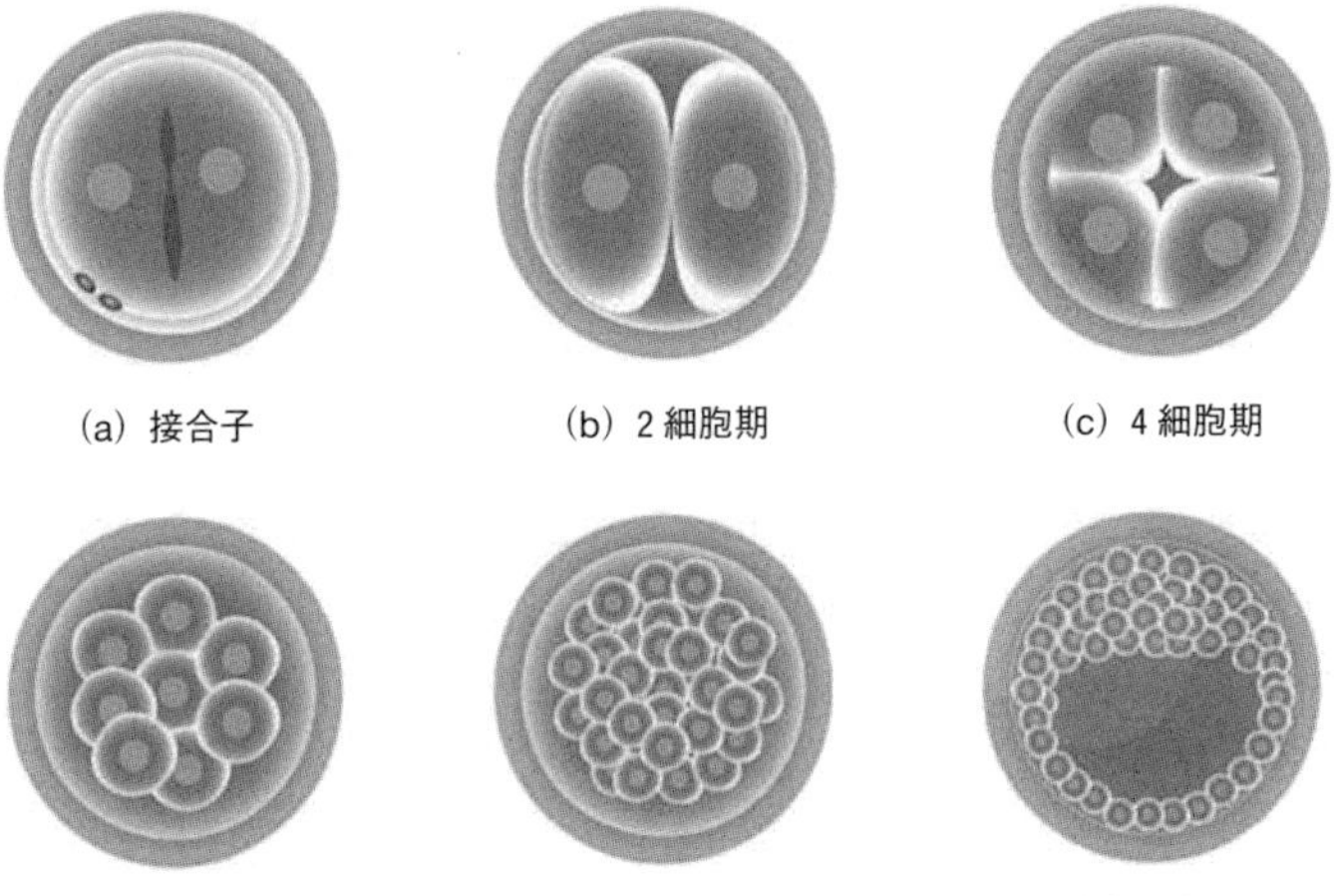

(a) 接合子　(b) 2細胞期　(c) 4細胞期
(d) 8細胞期　(e) 桑実胚　(f) 胚盤胞

図4・3　初期胚の発生段階

初期胚をウイルス感染から守るＨＥＲＶ-Ｋ

ＨＥＲＶ-Ｋは、約三〇〇〇万年前、ヒトとチンパンジーが分岐する以前に霊長類のゲノムに組込まれたと推定されているが、分岐後も何回か内在化が起こっており、現在にいたるまで活性を保ってきたと推測されている。ほかのＨＥＲＶと異なり、ＨＥＲＶ-Ｋではウイルスタンパク質をコードする領域がほぼ完全に保存されているが、通常は転写されずに潜んでいる。二〇一五年、スタンフォード大学のエドワード・グロウらは、初期胚発生の際、ＨＥＲＶ-Ｋの転写が八細胞期頃から始まって胚盤胞上層が形成されるまで続き、胚盤胞からＥＳ細胞に分化する段階で終わることを報告した。この際に、ＨＥＲＶ-Ｋのウイルス様粒子とｇａｇタンパク質が検出されることから、彼らは、ヒトの発生がＨＥＲＶの産物の存在下で進行していると推測している。

さらに、彼らは胚盤胞上層で、抗ウイルス物質であるインターフェロンの産生を誘導する因子の転写が著しく高まっていることを見いだし、これがＨＥＲＶ-Ｋのｅｎｖ遺伝子の働きによるもので、ほかのウイルス感染から胚を守る役割を果たしているという可能性を指摘している。

3　胎盤の形成を支えるレトロトランスポゾン

トランスポゾンとは細胞内でゲノムの中を自由に移動できる塩基配列の総称で、転移因子ともよばれる。レトロトランスポゾンは逆転写酵素によりＲＮＡがＤＮＡに転写されて、ゲノムに挿入されて

コラム　内在化が進行中のコアラレトロウイルス

内在性レトロウイルスは、数千万年前に外から感染した外来性レトロウイルスがゲノムに組込まれ、長い年月の間に活性を失ったものである。ところが、オーストラリアのコアラでは、レトロウイルスの内在化への移行が現在進行している。

一九九〇年代後半からオーストラリアでは白血病、リンパ腫、免疫不全などで死亡するコアラが増え始めていた。病気のコアラの血液や組織では電子顕微鏡でレトロウイルスの粒子が見つかりコアラレトロウイルスと命名された。コアラレトロウイルスのゲノムはギボン（テナガザルの一種）白血病ウイルスに近縁で、これに類似のウイルスが野生齧歯類を介してコアラに感染したものと考えられた。コアラレトロウイルスは外来性ウイルスとして、コアラの間で伝播されているが、一方で、内在性レトロウイルスの特徴も兼ね備えていた。

二〇〇六年レイチェル・ターリントンらは、コアラレトロウイルスのゲノムが精子の中に組込まれていて親から子に伝えられていることを確認した。さらに、地域によって、以下のように、ウイルスの内在化が起こったコアラの分布が異なることを明らかにした。オーストラリア北東端に位置するクイーンズランド州で検査したコアラでは、ほぼ一〇〇パーセントにコアラレトロウイルスのゲノムが組込まれていた。ところが、オーストラリア南部のカンガルー島では検査したコアラはすべて陰性だった。クイーンズランド州とカンガルー島の中間の島では約三〇パーセントが陽性だった。カンガルー島のコアラは一九〇〇年代初め、毛皮の乱獲により絶滅寸前のところを隔離されたものである。コアラレトロウイルスの内在化はオーストラリア北部で二〇世紀に始まり、南下し続けていることがうかがえる。

コアラレトロウイルスは、数千万年前にレトロウイルスが宿主のゲノムに組込まれて内在化していったプロセスを知るための貴重なモデルとして注目されている。

コラム

哺乳類のゲノムの中に組込まれたボルナウイルスやフィロウイルスの配列

ボルナウイルスは、一八八五年、ドイツ、ザクセン州の町ボルナで多数の軍馬が神経症状とともに死亡した際に付けられた病気の名前に由来する。ヒトでは精神疾患に関わっている可能性が一九八〇年代半ばから指摘されてきたが、まだ、はっきりした証拠はない。

二〇一〇年一月、大阪大学微生物病研究所の朝長啓造らはボルナウイルスの遺伝子に類似した配列が、ヒト、サル、齧歯類、ゾウのゲノムに組込まれていることを『ネイチャー』誌で報告した。これは、哺乳動物で初めてレトロウイルス以外のウイルスが系統的に内在化していることを証明したものである。ボルナウイルスはモノネガウイルス目に属するRNAウイルスで、レトロウイルスのような逆転写酵素をもっていない。そのようなウイルスの遺伝子がDNAに転写されて哺乳類のゲノムに存在しているというこの報告は、ウイルスや生物進化などの専門家に大きな衝撃を与えた。同じ年の七月には、ボルナウイルスと同じモノネガウイルス目のフィロウイルス（エボラウイルスとマールブルグウイルス）の配列が、齧歯類やコウモリ、有袋類などのゲノムに存在することが報告された。それに続いて、ラブドウイルス、ヘパドナウイルス、さらにDNAウイルスであるパルボウイルス(注5)の配列が、種々の哺乳類のゲノムで報告された。

ボルナウイルスは最古のものでは六三〇〇万年ないし九三〇〇万年前、フィロウイルスは四〇〇〇万年前、パルボウイルスは三〇〇〇万年前より後にゲノムに組込まれたと推定されている。

いる。レトロトランスポゾンには、両末端にＬＴＲ（注６）をもつＬＴＲ型と、もたない非ＬＴＲ型の二種類があり、内在性レトロウイルスは図４・４に示したように、ｅｎｖ遺伝子を獲得したＬＴＲ型レトロトランスポゾンといえる。

哺乳類に特徴的な遺伝子発現調節機構を研究している東京医科歯科大学の石野史敏らは、二〇〇一年、初期胚の致死の原因の一つとして、父親由来の染色体から転写される遺伝子を見いだし、ＰＥＧ(paternally expressed gene) 10と名付けた。これは、ＬＴＲ型レトロトランスポゾンで、ｇａｇ遺伝子とｐｏｌ遺伝子の一部が保存されている。ｇａｇ遺伝子はウイルスの構造タンパク質をコードし、ｐｏｌ遺伝子は逆転写酵素とインテグラーゼ(逆転写されたＤＮＡを宿主染色体に組込む酵素)をコードする。二〇〇六年には、雄のマウスのＰＥＧ10を破壊すると胎盤の形成が不完全で胎仔は死亡することから、ＰＥＧ10は胎盤の形成に関わっていることを報告した。二〇一二年、オーストラリアの研究グループとの共同研究により、ＰＥＧ10は、胎盤のない単孔類のカモノハシには存在せず、卵黄嚢型胎盤をもつ有袋類のワラビーのゲノムには見られることから、レトロウイルスが真獣類と有袋類の共通祖先に感染した結果、染色体に組込まれた可能性を報告している。

（注５）パルボウイルスは、イヌとネコに致死的感染を起こす。ヒトでは、伝染性紅斑（リンゴ病）の原因になる。
（注６）long terminal repeat（長鎖末端反復配列）の略。レトロウイルスもしくはレトロトランスポゾンの両端に繰返されている数百ないし千塩基対の配列で、ゲノムに挿入される場合などに関わる。

4　ヒト体内のウイルス集団（ヒトヴァイローム）

ヒトゲノムの解読プロジェクトとともに進展したゲノム科学は、**メタゲノム解析**（メタゲノミクス）の技術を生み出した。メタゲノムとは、「高次元」を意味する接頭辞のメタと、全遺伝情報をさすゲノムをつなげた造語である。メタゲノム解析では、環境中のサンプルを分離・培養の過程を経ずに直接解析することによって、その中に存在する膨大な未知の微生物などの遺伝子をその割合を変えることなく調べることができるため、培養できない細菌やウイルスのゲノム情報を入手することが可能となった。細菌、ウイルスなどを含めた微生物のメタゲノムは**マイクロバイオーム**（microbiome）、その中のウイルスのメタゲノムは**ヴァイローム**（virome）とよばれる（注7）。細菌の

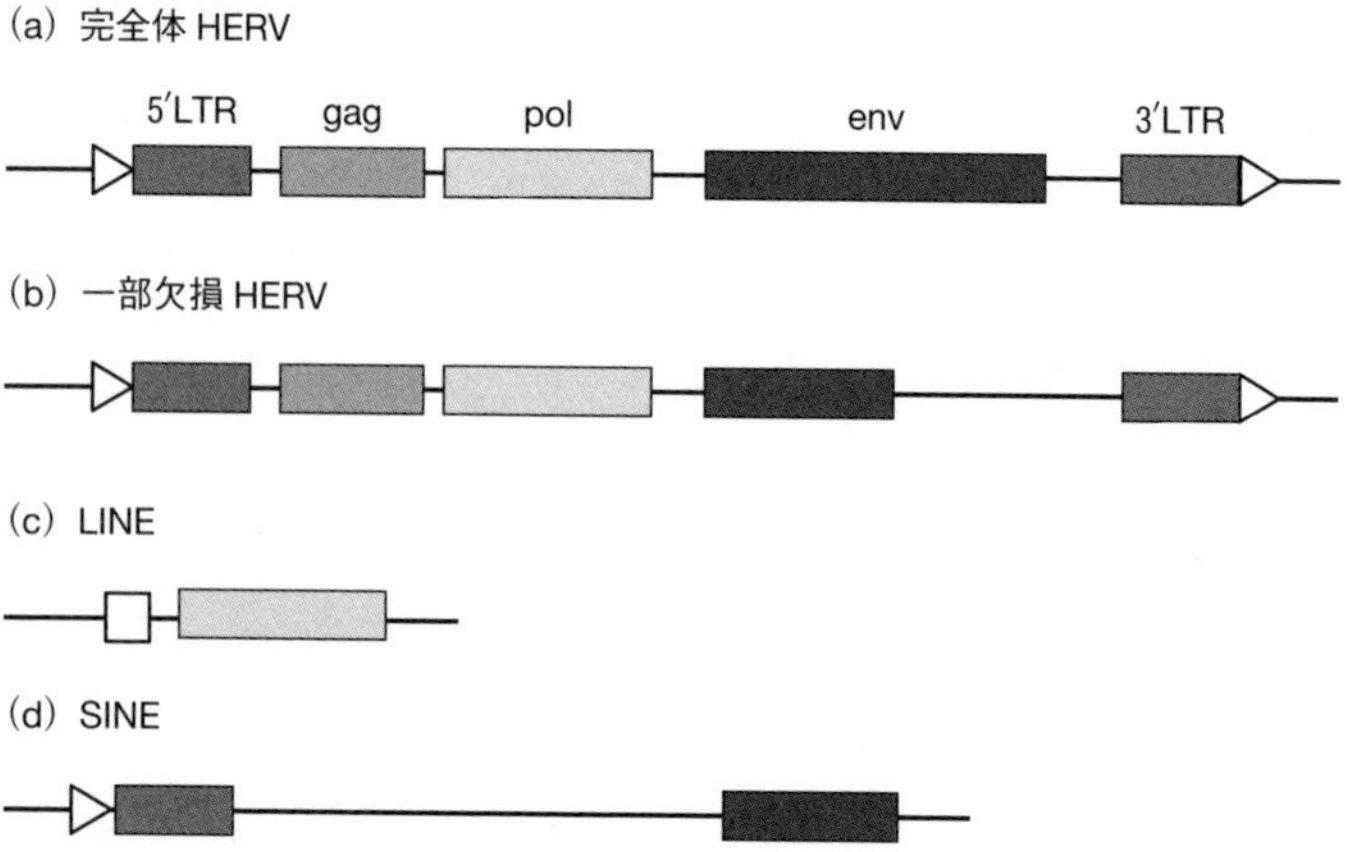

図 4・4　ヒト内在性レトロウイルス（HERV）とレトロトランスポゾン（LINE と SINE）

場合には、リボソームの16Sサブユニットの配列を調べることで、既知と新種の細菌の区別が行われる。しかし、リボソームのないウイルスでは、核酸を染色する蛍光色素のサイバーグリーンを加え、蛍光顕微鏡でウイルス様粒子の存在を確認しながらDNAを抽出し、その配列を解析する。RNAウイルスの場合には、濃縮したウイルス粒子からRNAを抽出し、逆転写酵素で相補的DNAに転写してから解析する。

ヒトの腸内には一〇〇兆を超す細菌が生息する。一個の細菌には、その一〇倍以上の細菌ウイルス（ファージ）が存在することから、腸内には膨大な数のファージが存在するはずであるが、実態はブラックボックスだった。二〇一〇年ごろから、腸内のファージの世界がメタゲノミクス解析により、少しずつ明らかになってきている。

ファージには、感染した細菌を破壊する溶菌性ファージと、細菌のゲノムに組込まれる溶原性（テンペレート、温和な）ファージの二種類がある。一卵性双生児の成人と母親の便について一年間にわたって調べたところ、双生児と母親の間でヴァイロームに共通性があり、同じ個体の中ではウイルスのタイプが長期間ほとんど変わっていない。一人のヒトで二年半にわたって調べた実験では、溶原性ファージは安定していたのに対して、溶菌性ファージは急速に変異を繰返し、二年半の間に四パーセントの配列が変わっていた。個人の腸内で急速に進化するウイルスが存在することは、個体によってウイルスの様相が異なることを示唆している。

（注7）microbiome、virome の ome はギリシャ語で「すべて」の意味。

ファージとは別に、RNAウイルスに焦点を合わせた大便のメタゲノム解析の結果が二〇〇六年に報告された。ここでは、数多くの植物ウイルス(注8)の配列が見つかっており、最も多かったのはピーマンなどに感染する植物ウイルスで、乾燥重量一グラムの大便の中に一〇〇〇億個のウイルス粒子が見いだされた。これは食べ物由来と考えられている。腸内細菌の場合と同様に、腸内ウイルスの世界が、国、食事習慣、民族の違いなど、環境要因で異なることが予想される。

皮膚には一兆に達する細菌やカビが常在していて、外界とのバリヤーの役割を果たしている。たとえば皮膚に常在する表皮ブドウ球菌が出す弱酸は皮脂とともに皮膚表面を弱酸に保ち、細菌の侵入を阻止している。多様な皮膚常在菌は美容や健康の維持にも関わっているのである。一方、常在菌に加えて、皮膚には多数のウイルス集団が存在していると推定されていたが、皮膚の「暗黒物質」といわれ、その実態はまったくわかっていなかった。二〇一五年、ペンシルバニア大学の研究グループが、メタゲノム解析で調べた皮膚常在ウイルスの一端を報告した。この研究は、健康な二〇代から五〇代までの男女一六名の志願者について一カ月にわたって行われた。皮脂部位として後頭部、耳の後ろのひだおよび前額部(おでこ)、湿った部位として脇の下、足の指の間および臍、時折湿る部位として前腕屈折部(肘の内側)と手のひらの八箇所の皮膚の拭い液を採取し、ウイルス様粒子を精製し、二本鎖DNAウイルスのメタゲノム解析を行ったのである。

ここで見いだされたウイルスのほとんどは、特徴的な尾部をもつカウドウイルス目に属するファージだったが、九〇パーセント以上はこれまで知られていないものだった。ウイルス種のレベルまで同定できたものは、ブドウ球菌ファージとプロピオバクテリウムファージで、代表的な皮膚常在菌である表皮ブドウ球菌とプロピオバクテリウム・アクネ(通称ニキビ菌)に感染しているものと考えられる。ほかに、真核生物のウイルスとして、手のひらにはパピローマウイルス科のウイルスが多く見いだされた。これは皮膚の いぼ や がん の原因として知られているものである。また、ポックスウイルス科のウイルスも見つかった。

ヴァイロームの内容は身体の部位によってかなり異なっており、たとえば、肘の内側のように時折外気にさらされる部位には高い多様性が認められた。個人個人の間でもヴァイロームに差が認められた。また、同一人では、一カ月の間にヴァイロームに明らかな変化が見られた。

皮膚ヴァイロームのファージのほとんどは溶原性ファージで、それらにはβラクタマーゼ、リファンピシン、テトラサイクリン、エルファミシンなどの抗生物質に対する抵抗性を示す配列が見いだされた。また、病原性を発揮する毒性因子の配列も見いだされた。これらの結果から、皮膚に常在するファージが常在菌の抗生物質耐性、毒性、病原性などに影響を与えている可能性が指摘された。皮膚常在ウイルス（ファージ）は、皮膚常在菌を介して間接的に美容や健康に影響を与えていると推測される。

血液、呼吸器、泌尿生殖器などについてのメタゲノム解析も進んでいる。二〇一四年、ジョンズ・ホプキンス大学のロバート・ヨルケンらは、喉のぬぐい液のメタゲノム解析により、微細藻類に感染するクロレラウイルスの一つATCV-1（*Acanthocystis turfacea* chlorella virus 1）というウイルスが

（注8）植物ウイルスの多くはRNAウイルス。

四〇パーセントを超すヒトで検出されたことを報告した。しかも、このウイルスに感染しているヒトでは視覚情報処理の能力に一〇パーセントぐらいだが統計的に有意な低下が見られた。植物ウイルスが認知機能に影響を及ぼしているらしいという思いがけない結果になったため、マウスの腸管にATCV-1を注入して、六週間後に行動試験を行ったところ、ウイルス接種を受けたマウスでは学習と記憶の機能に低下が見られ、学習、記憶などに必要な神経経路が存在する脳の海馬には、これらの経路に関わる遺伝子発現に異常が見られた。

われわれの身体の中には、動物ウイルスだけでなく、膨大な数の細菌ウイルス（ファージ）、さらには植物ウイルスまでが存在しているわけだが、それらが偶然紛れ込んだだけのものか、何らかの役割を果たしているのか、新しい課題である。

第5章　広がるウイルス世界

1　巨大ウイルスの発見

藻類から見つかった巨大ウイルス

一九七八年、広島大学発酵工学科の川上　襄《のぼる》らは、広島植物園で採取したミドリゾウリムシに共生していたズークロレラ（共生している緑藻の別名）に電子顕微鏡で一二〇～一八〇ナノメートルの正二十面体のウイルスを見いだし、ズークロレラセルウイルス（Zoochlorella cell virus）とよんだ。しかし、ウイルス学の研究につながることはなかった。

翌一九七九年に、ネブラスカ大学植物病理学のジェームズ・ヴァン・エッテンが、グリーンヒドラに共生していた緑藻から偶然クロレラウイルスを分離した。これが、藻類から巨大ウイルスがあいついで発見されるきっかけをもたらした。彼は一三年にわたってカビの胞子形成について生理学と分子生物学的研究を行っていたが、一九七九年、グリーンヒドラと緑藻の共生のメカニズムを研究していたラス・メインツから思いがけない話を聞かされた。グリーンヒドラから分離した緑藻が増えないために電子顕微鏡で観察したところ、中にウイルスのようなものを見つけたというのである。この話に興味を引かれたヴァン・エッテンは数日後に同じ大学の別のキャンパスにあるメインツの研究室を訪ねて、五〇枚以上の電子顕微鏡写真を調べたところ、ある緑藻にはウイルスのような正二十面体の粒子が数個見つかった。

グリーンヒドラから分離した緑藻が成長しないのは、ウイルス粒子の存在と関係があると考えられたので、メインツは緑藻をグリーンヒドラから分離し、実験台に二四時間放置したのちに電子顕微鏡で調べてみたところ、放置してから二～六時間後には緑藻の核に一八五ナノメートルという大きなウイルス粒子が見つかり、一二～二〇時間後までに緑藻はすべて溶けてしまった。確かにウイルスが増えて緑藻を溶解していたのである。このウイルスがどこから来たのかわからなかった。グリーンヒドラではウイルスは検出されず、グリーンヒドラから分離した直後の緑藻でも検出されなかった。ウイルスは緑藻の細胞壁に付着していたために電子顕微鏡では見つからなかったのである。

当時、ヴァン・エッテンの同僚は、ライラックなどの植物に感染するシュードモナス属の細菌に寄生する、φ6ファージとよばれる細菌ウイルスを分離していた。ほとんどのファージが二本鎖DNAまたは一本鎖RNAなのに対して、これは二本鎖RNAという珍しいウイルスだった。同じころ、ほかの研究室でカビから二本鎖RNAウイルスが発見され、その分子量の測定に二本鎖RNAファージとしてデータが豊富なφ6ファージのサンプルをヴァン・エッテンは提供していた。藻類のウイルスはほとんど研究されていない時代だったが、彼はφ6ファージの経験からウイルスについての知識も蓄えていて、クロレラで見つかったウイルスもカビのウイルスと同様に二本鎖RNAと推測した。しかし、これは間違っていて、間もなく二本鎖DNAということが明らかにされた。

ヴァン・エッテンの研究課題はカビからウイルスへと大きく変わった。一九八二年にはミドリゾウリムシに共生するズークロレラからPBCV-1（Paramecium bursaria chlorella virus）を分離し、これが**クロレラウイルス**の代表株になった。クロレラをシャーレで増殖させ、緑色になった表面にPBCV-1を接種すると、ウイルスの濃度に応じて白い斑点（プラーク）が形成されることを見いだし、これにより感染価の測定が可能となった。

自然界にはクロレラウイルスが広く存在していることが明らかにされた。多くの場合一ミリリットル中に一ないし一〇感染単位（プラーク形成単位）だったが、特に高い濃度の場合には一〇万感染単位に達するものもあった。ＰＢＣＶ-1についての詳細な研究により、クロレラウイルスは、粒子サイズが約一九〇ナノメートルで、約五〇万塩基対のゲノムに四〇〇個あまりの遺伝子を含む大型ウイルスということが明らかにされた。当時、最大のウイルスだった天然痘ウイルスの一九万塩基対をはるかに上回っていた。そののちあいついで同様のウイルスが藻類から分離され、国際ウイルス分類委員会により**フィコドナウイルス科**（Phycodnaviridae）が設けられ、クロレラウイルスはクロロウイルス属に分類された。Phyco は古代ギリシャ語の海藻由来をさす接頭辞で、藻類のＤＮＡウイルスという意味である。

アメーバから分離された巨大ウイルス

マルセイユにある地中海大学のディディエ・ラウールは二〇年にわたってバルトネラやＱ熱などのリケッチア（注1）の多様性について、16ＳリボソームＲＮＡ（注2）の解析などにより研究してきた。リ

（注1）当時はリケッチアとされていたが、現在は細菌に分類されている。また、バルトネラは人工培地での増殖が可能になっている。
（注2）リボソームは細胞のタンパク質合成装置であって、その小さなサブユニットの16Ｓ ＲＮＡの配列が生物の系統解析に利用されている。

ケッチアは細菌の一種だが、人工培地で増殖しないため、アメーバでの培養が彼の重要な研究手段になっていた。

一九九二年英国のリーズ公衆衛生研究所では、ティム・ローバサムが、ブラッドフォードで発生した肺炎の原因としてクーリングタワーの水を疑って、アメーバ培養によりいくつかの細菌を分離した。肺炎の集団発生は米国で一九七六年に在郷軍人の集会で起こった例が有名で、その原因は、クーリングタワーの冷却水中から分離され**レジオネラ**と命名された細菌だった。ローバサムは分離した細菌をレジオネラ様病原体とよんだが、そのうちのいくつかの細菌は同定できなかった。

一九九五年、リーズ公衆衛生研究所のリチャード・バートルズが、ラウールの研究室でポスドクとして、ローバサムが分離していた細菌を16SリボソームRNA遺伝子の解析により同定を試みることになった。いくつかはレジオネラ菌に属することが明らかにされたが、**ブラッドフォード球菌**と名付けられた細菌からは、16SリボソームRNAを増幅することがどうしてもできなかった。一年間にわたる試みがすべて失敗したため、ラウールはリボソームRNAを抽出できない理由は、細菌の細胞壁が分解できないためと考え、その可能性を調べるために抽出処理の前と後の細菌を電子顕微鏡で観察した。驚いたことに、この細菌は直径が約四〇〇ナノメートルで、巨大なイリドウイルスのような形をしていた。イリドウイルスは昆虫や魚から分離されるウイルスで、昆虫がこのウイルスに大量に感染すると虹のように輝く斑点が現れることから、ギリシャの虹の女神アイリスに由来するイリドという名称がつけられたのである。さらに、増殖する際には姿を消す暗黒期(エクリプス)のあることがわかった。二分裂で増殖する細菌では暗黒期は存在しない。ブラッドフォード球菌は、リボソームが存在しないウイルスだったのである。

ジャン＝ミシェル・クラベリーの協力で、このウイルスが約一二〇万塩基対という大きなゲノムをもつ巨大ウイルスということが明らかにされ、細菌に似ている（mimic）ことから、**ミミウイルス**と名付けられて、二〇〇四年に発表された（図5・1b）。これまでに知られていた最大のウイルスは天然痘ウイルスで、直径約三〇〇ナノメートル、ゲノムは一九万塩基対であり、ミミウイルスはそれを大きく超えている。小型の細菌であるマイコプラズマでは、ミミウイルスの半分以下のゲノムサイズのものもある。

ミミウイルスの発見をきっかけに、アメーバ培養による巨大ウイル

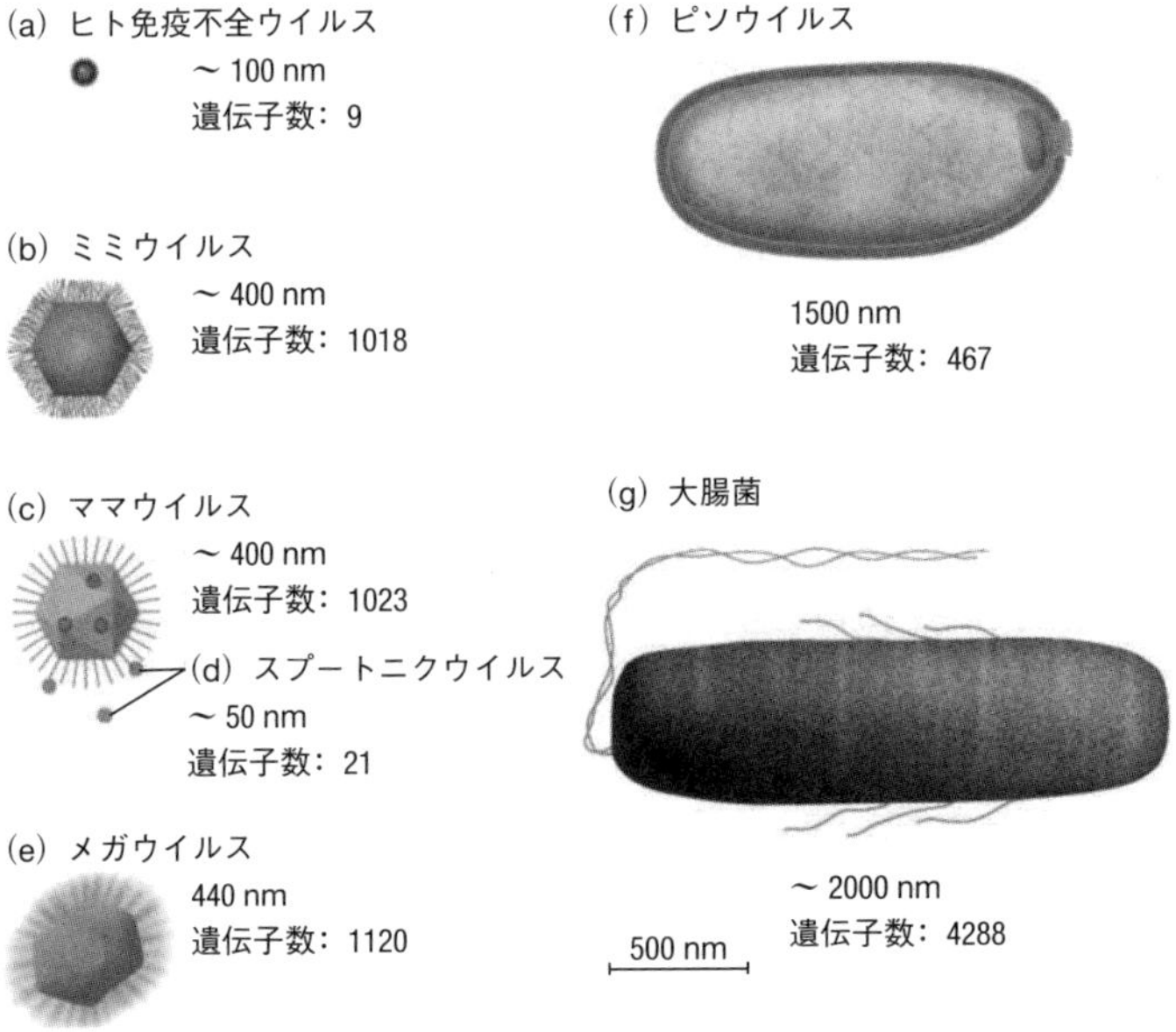

図 5・1　さまざまな巨大ウイルス　G.Hamilton, *New Scientist*, 20 January (2016) を一部改変.

スの探索が始まった。二〇〇八年ラウールらは、冷却水をアメーバに接種することで**ママウイルス**（図5・1c）とムームーウイルスを分離した。一方、クラベリーらも、アメーバへの接種により水中の巨大ウイルス探索を行い、二〇一一年にチリの海水から**メガウイルス**（図5・1e）を分離した。

二〇一一年には、細菌性角膜炎の患者が使用していたソフトコンタクトレンズの保存液中にアメーバが見つかったため、これを培養したところ、ミミウイルスと近縁の巨大ウイルスが見つかり、**レンチルウイルス**と命名された。

二〇一三年には、チリの海水とオーストラリアの湖水のアメーバ培養で、粒子直径が一〇〇〇ナノメートルという、これまでにない大型のウイルスが分離された。ゲノムのサイズもチリ分離ウイルスが一九〇万塩基対、オーストラリア分離ウイルスが二五〇万塩基対と、ミミウイルスの二倍もあった。さらに粒子の形も、ミミウイルスは正二十面体なのに対して、壺の形をしていた。そこで、この新しいウイルスは**パンドラウイルス**と名付けられた。ギリシャ神話で、ゼウスの命令により最初に創造された女性、パンドラが神々からもらった壺に形が似ていたためである。なお、パンドラの箱とよばれているのは、一六世紀にギリシャ神話がラテン語に訳された際、ギリシャ語の pithos（壺）が誤ってラテン語の pixys（箱）にされたためといわれている。二〇一五年にはアメーバ性角膜炎から第三のパンドラウイルスの分離が報告されている。

二〇一四年には、シベリアの推定三万年前の永久凍土のサンプルのアメーバ培養で、パンドラウイルスより一・五倍も大きなウイルスが分離された。驚くべきことに、このウイルスは三万年の間不活化されることなく、アメーバで増殖したのである。これも壺の形をしていたことから、**ピソウイルス**

と命名された（図5・1f）。二〇一五年にも、同じ永久凍土から、球形の巨大ウイルスが分離され、モリウイルスと命名された。ウイルス粒子の直径は六〇〇ナノメートルと、ピソウイルスよりはるかに小さい。このウイルスも三万年を生きていたのである。同じ場所から、まったく異なる二種類の巨大ウイルスが発見されたことは、地球温暖化が進むことにより、古代のウイルスが出現する可能性を示唆するものとして、注目されている。

巨大ウイルスに見いだされた獲得免疫機構

巨大ウイルスの発見に伴って、巨大ウイルスに寄生するウイルスが見いだされた。最初の例は、ミミウイルス科に分類されているママウイルスの粒子の中で見つかった小型のウイルスである。これは、人工衛星の名前をとって**スプートニクウイルス**と命名された（図5・1d）。これまでも、ほかのウイルスに随伴したウイルスはいくつもあり、**衛星ウイルス**とよばれていた。これらは自力では子孫のウイルスをつくることができず、ほかのウイルスをヘルパーとして頼っていた。その一例として、慢性のB型肝炎の患者で見つかるD型（デルタ）肝炎ウイルスがある。これは一個の遺伝子しかもっていない。粒子の殻となるカプシドはB型肝炎ウイルスの遺伝子からつくられる。ヘルパーウイルスと共存しているこれまでの衛星ウイルスと違って、スプートニクウイルスはママウイルスを破壊している。レンチルウイルスでも同様のウイルスが見つかり、スプートニク2ウイルスと命名された。これらの随伴ウイルスには、衛星ウイルスではなく、細菌を食べるファージにならって**ヴィロファージ**の名称が提唱されている。

コラム

CRISPR／Cas9（クリスパー・キャスナイン）によるゲノム編集技術

細菌の獲得免疫機構として働くクリスパーシステムは、過去に感染したことのある配列を記憶していて、そこをねらってDNAを切断している。DNAは四つの塩基、アデニン、チミン、グアニン、シトシン（A、T、G、C）が並んだ構造で、これらはいわば文字であって、ゲノムの情報は、この文字の配列で記されている。二〇一二年、カリフォルニア大学のジェニファー・ダウドナとスウェーデン、ウメオ大学のエマニュエル・シャルパンティエのグループは、クリスパーシステムが特定の文字配列を認識する特性を利用した**ゲノム編集技術**を開発して、『サイエンス』誌に発表した。これは、Casタンパク質の一つ、キャスナイン（Cas9）という二本鎖DNAを切断する酵素を利用して、ゲノムの特定の領域をねらって配列を除去または、新しい配列を加える技術で、文章の編集に相当する。彼女らは大腸菌などの細菌で、この技術の実用性を示したが、二〇一三年には、ハーバード大学とマサチューセッツ工科大学が共同で設立したブロード研究所のフェン・チャンらがヒトとマウスの細胞に応用できることを報告した。

ゲノム編集の仕組みは、切断する標的部位の塩基配列を認識するガイドRNA、キャスナイン、および改変した塩基配列をもつ置換DNAを、アデノ随伴ウイルス（AAV）などの運び屋（ベクター）に組込んで、細胞に接種する。細胞内に導入されたRNAガイドは標的DNAに結合し、キャスナインが標的DNAの二本鎖を切断する。そして、切断領域に置換DNAが組込まれて、配列が改変されるのである。カットアンドペーストに相当する編集方式といえる（図5・2）。

クリスパー・キャスナインは、ゲノムの特定の領域を正確かつ容易に編集できる革新的技術として、生命科学の多くの分野ですさまじいスピードで応用が始まっている。

一方で、新しいゲノム編集技術の開発も盛んに行われている。二〇一六年六月、フェン・チャンらは、口腔内に常在するレプトトリキア・シャヒイとよばれる細菌の遺伝子Ｃ２ｃ２の発現するタンパク質を利用したＲＮＡの切断技術を『サイエンス』誌に報告した。彼らは、大腸菌のモデル系で一本鎖ＲＮＡファージの感染を防げることを示しており、今後、インフルエンザ、エボラなど、多くのＲＮＡウイルス感染を初め、がんなどさまざまな疾患でＲＮＡを標的とした治療に役立つことが期待されている。

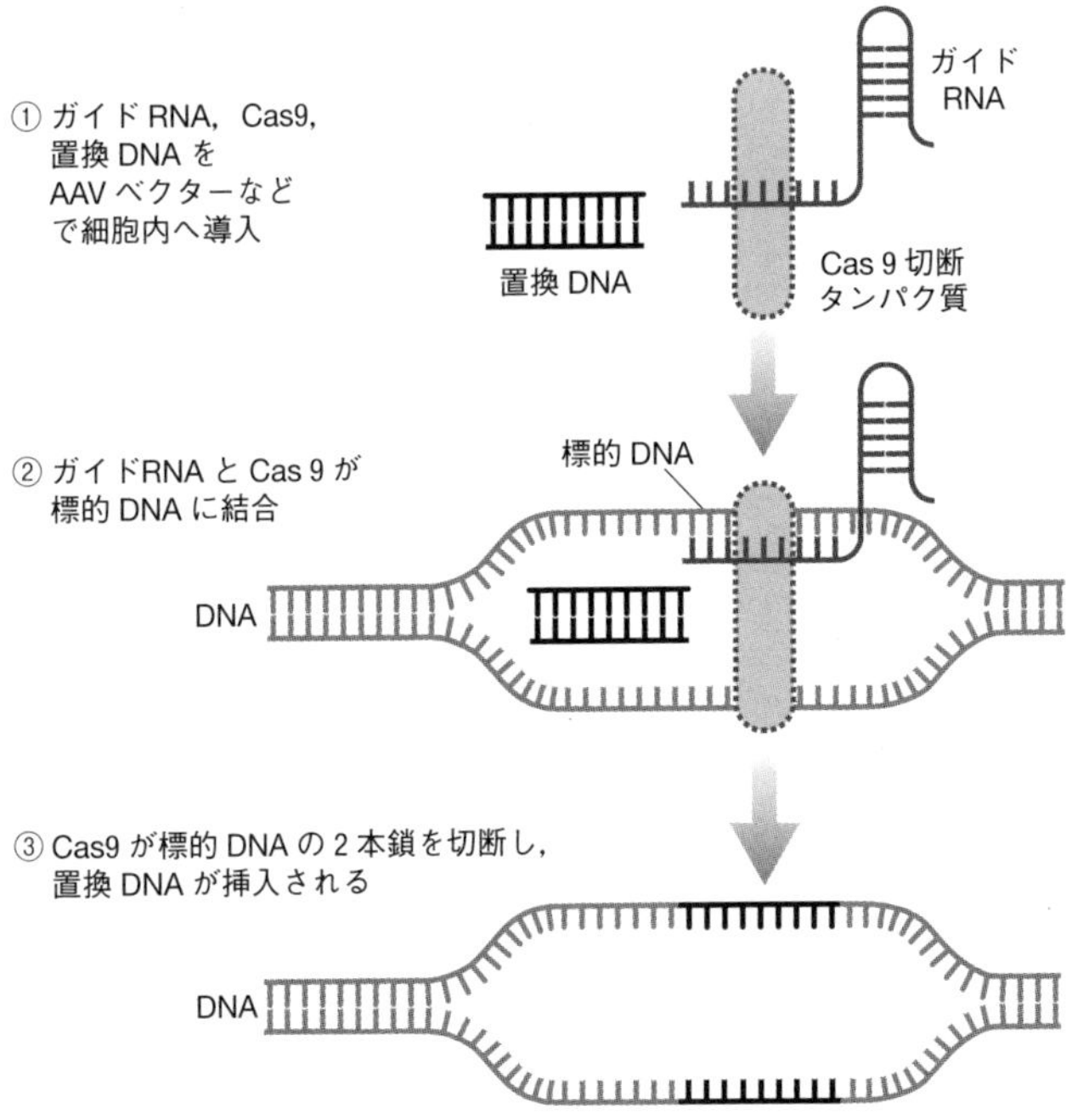
① ガイド RNA，Cas9，
置換 DNA を
AAV ベクターなど
で細胞内へ導入
ガイド
RNA
置換 DNA
Cas 9 切断
タンパク質
② ガイドRNA と Cas 9 が
標的 DNA に結合
標的 DNA
DNA
③ Cas9 が標的 DNA の 2 本鎖を切断し，
置換 DNA が挿入される
DNA

図 5・2　カットアンドペーストに例えられる DNA 組込みプロセス
M.L.Page, *New Scientist*, 2 December (2015) を一部改変.

現在、ミミウイルス科には四〇株以上のミミウイルスが分離されていて、A、B、Cの三グループに分けられている。スプートニクウイルスが寄生するママウイルスはAグループに属する。二〇一四年ラウールらは、Cグループのミミウイルスからスプートニクウイルスに似たヴィロファージを分離し、ザミロン（アラビア語で隣人の意味）と命名した。スプートニクウイルスがA、B、Cすべてのグループに感染するのに対して、ザミロンはAグループに感染できなかった。細菌にはファージに対する獲得免疫系として働く**クリスパーシステム**があるので、彼らは、Aグループのミミウイルスのザミロン抵抗性でもクリスパーシステムに相当する仕組みが関係しているという仮説をたてた。

クリスパー（Clustered Regularly Interspaced Short Palindromic Repeat : CRISPR）とは、パリンドロームとよばれる構造（注3）をもつ短い配列が、規則的な間隔の配列（スペーサー）を挟んで集団（クラスター）になっているDNA領域をさす。この領域の存在は、一九八七年、大阪大学の石野良純らが大腸菌で見つけたもので、クリスパーの名称は、二〇〇二年、オランダのユトレヒト大学のルート・ヤンセンらにより付けられた。二〇〇七年、フランスの食品メーカーのロドルフ・バランゴウらは、ヨーグルトやチーズ製造用の乳酸菌の一つ、サーモフィルス菌のファージ汚染を防ぐ研究で、ファージ抵抗性のサーモフィルス菌ではクリスパー領域にファージの配列と相同の新しいスペーサーが取込まれていて、このスペーサーを除去すると抵抗性が失われることを見いだした。この現象は、過去に感染したファージが感染するとクリスパー配列の近くに存在する遺伝子群がコードするCas（CRISPR associated）タンパク質がファージDNAを分解しているためと推定された。こうして、クリスパーシステムは細菌に備わる獲得免疫機構として働いていることが明らかにされていたのである。（コラム

参照）

Aグループのミミウイルスのゲノムには、ザミロンの配列が存在していて、その近くにはクリスパーに似た反復配列とヘリカーゼ（二本鎖DNAをほどく酵素）と推定される配列が見いだされた。ミミウイルスに細菌と同様の獲得免疫機構が存在するという、ラウールらの二〇一六年の報告は、細菌とウイルスの進化に関連する重要な発見として、驚きをもって受け止められている。

2　ウイルスの最大貯蔵庫となる海洋

水圏に存在するウイルス世界

一九七〇年代後半から、海水中にファージが含まれているという断片的な報告が出始めた。しかし、海水など水圏中のウイルスに関心が寄せられるようになったのは、一九八九年にノルウェー・ベルゲン大学のO・バーグらが『ネイチャー』誌に短い論文を発表してからだった。海水や湖水を超遠心で濃縮し透過電子顕微鏡で観察したところ、ドイツの湖では一ミリリットル中に二億五〇〇〇万個という膨大な量のウイルス粒子が含まれていた。ノルウェーのフィヨルド、大西洋、北極海の一部のバレンツ海の海水ではウイルス量に季節的変動が見られ、冬は少なく、春に著しく増加していた。この報告がきっかけで水圏でのウイルス探索が盛んになり、広大なウイルスの世界が見つかってきた。南極の

（注3）回文構造（相補構造をとったときに相補鎖を極性が同じ方向からみると同じ塩基配列となる）ともよばれ、制限酵素などの切断部位になる。

厚さ五メートルの氷に覆われた湖、米国イエローストーン国立公園の高酸性泉（七〇度、pH一・一〇〜四・五）、海の一〇倍もの高い塩濃度の塩田、高アルカリ性の湖（pH一〇）、五〇〇〇メートルの深海など極限的環境でも、ウイルスは存在していた。

最も多いのは、藻類の植物ウイルスと、細菌に分類される藍藻（シアノバクテリア）を宿主とするファージである。深海のメタン滲出層の古細菌にもウイルスが見いだされている。

海水中のウイルスの総量は、少なく見積もって海水一ミリリットルあたり深海で一〇〇万個、沿岸で一億個と仮定した場合、4×10^{30}個と試算された。一個のウイルスに含まれる炭素を約〇・二フェムトグラム（一〇兆分の二ミリグラム）、ウイルスの長さは約一〇〇ナノメートルとすると、海のウイルスに含まれる炭素の総量は二億トンに達し、シロナガスクジラ七五〇〇万頭分の炭素量に相当する。ウイルスをすべてつなげると一〇〇〇万光年、銀河系の一〇〇倍となる。これらのウイルスの大部分は感染性をもっているらしい。メキシコ湾の海底沈殿物で検出された藍藻のファージは数十年から数百年の間、感染性を保持していたと推定された。

海のウイルスの地球環境への影響

海は地球の表面積の七〇パーセント以上を占めている。太陽光は水深約二〇〇メートルまで到達し、ここでは藻類の光合成により二酸化炭素と水から有機物が合成されて栄養となり、海水に二酸化炭素が吸収される。一方、水が分解される過程で酸素を放出する。海で発生する酸素の量は地球上の約三分の二、炭素の貯蔵能力は三八・五兆トン（図5・3A）に達する。

ウイルスにより分解される藻類などのプランクトンは炭素量に換算して年間一五〇〇億トン（図5・3B）、そこから七〇〇億トンの可溶性有機炭素（図中矢印C）と五〇〇億トンの粒子状有機炭素（図中D）が海水中に放出される。粒子状有機炭素は紫外線や生物活動により分解さ

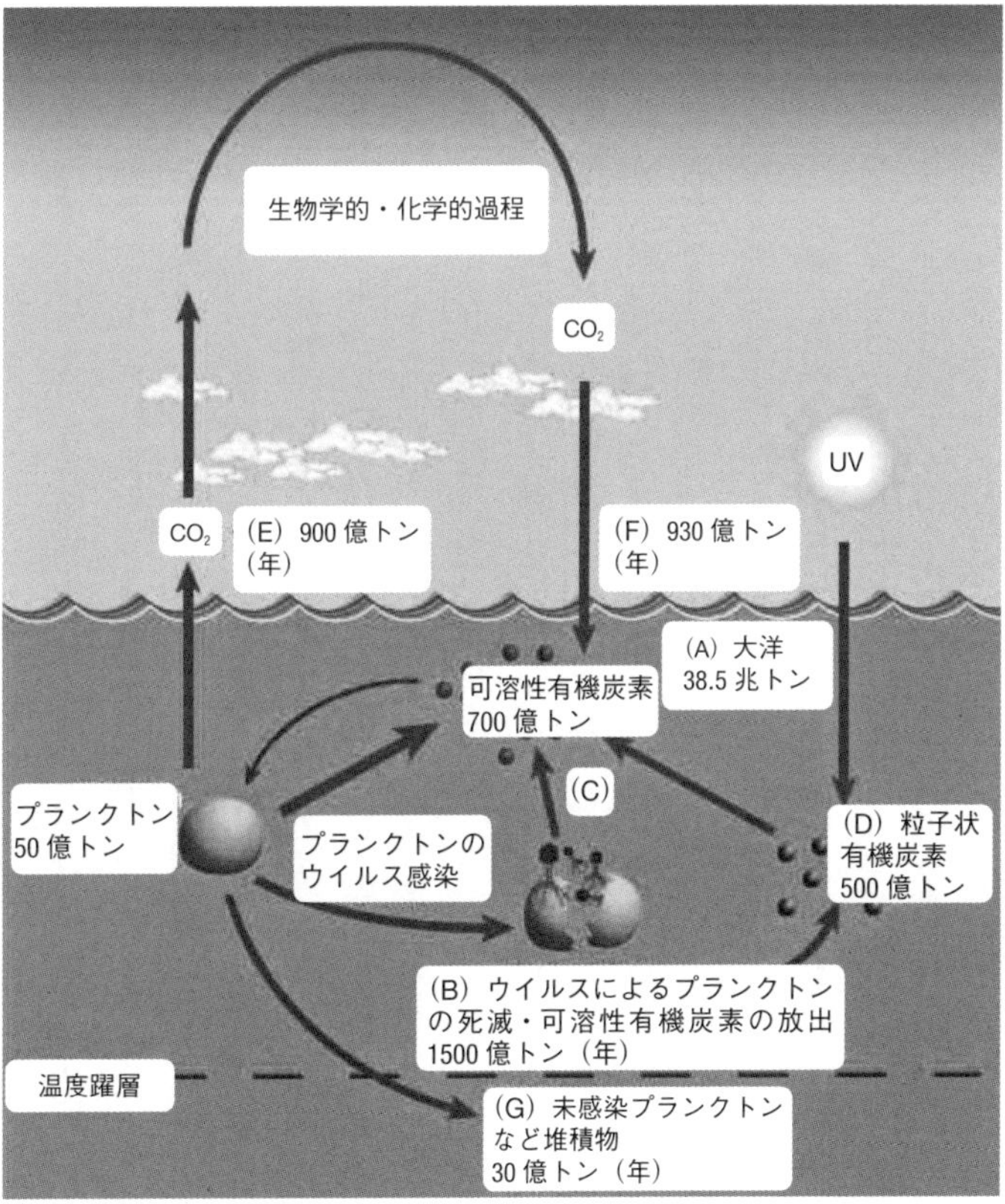

図 5・3　海洋ウイルスと二酸化炭素循環　C.A.Suttle, *Nature*, **437**, 356〜361 (2005) を一部改変.

れて可溶性となり、一部は大気中に放出される。

海洋と大気の間での二酸化炭素の循環は、地球温暖化に深く関わっている。図5・3に示したように、年間あたり、炭素重量に換算して九〇〇億トンの二酸化炭素が海から放出され（図中E）、逆に大気中から海には九三〇億トンが吸収される（図中F）と推定されている。実際には、陸上での森林破壊や化石燃料の消費で年間七〇億トン、前述の海からの放出量と合わせて九七〇億トンが大気中に放出されるため、年間あたり差し引き四〇億トン分の二酸化炭素が増加していることになる。

大気中から海洋への二酸化炭素の取込みを実質的に促進しているのは、藻類の生命活動である。外洋では、太陽光は水深約二〇〇メートルまで到達する。この有光層では、藻類の光合成により二酸化炭素と水から有機物が生産され、その結果、海水への二酸化炭素の取込みが促される。藻類が死滅すると、一部の有機炭素は海水中に溶けて大気中に放出されるが、ほとんどは死骸とともに海底に沈積する（図5・3G）。こうしたグローバルな炭素循環にウイルスの果たす役割が、近年大きな注目を集めている。藻類は動物プランクトンの餌となるだけでなく、多くがウイルスの感染により死滅・分解している実態が明らかになってきたのである。

有光層では、赤潮を巡る研究分野でウイルスによる藻類の死滅に関する知見が蓄積されてきた。赤潮は、渦鞭毛藻《うずべんもうそう》、ラフィド藻、珪藻などの藻類が大量に増殖した結果、海面が着色する現象であり、しばしば養殖生物の死滅など水産業にとって深刻な問題をひき起こす。水産総合研究センター瀬戸内海区水産研究所・長崎慶三のグループは、一九九〇年代に広島湾で現場調査を行い、ラフィド藻の一種、ヘテロシグマ・アカシオによる赤潮が終息する時期に特異的に、同種を死滅させるウイルスが増加することを見いだした。また三重県英虞《あご》湾では、渦鞭毛藻の一種、ヘテロカプサ・サーキュラリスカーマと、それらに感染するウイルスの動態を経年的に比較した結果、赤潮の挙動や終息を調節する要因の一つとして、ウイルス感染がきわめて重要であることを指摘した。このウイルスは現在、フィコドナウイルス科ラフィドウイルス属に分類されている。さらに、海洋環境中に最も豊富に存在することでよく知られる珪藻類も、ウイルスの攻撃に曝されていることを明らかにした。一方、世界中の海に広く分布し一〇万平方キロメートルも広がる白潮では、円石藻から分離されたフィコドナウイルス科ココリトウイルス属のウイルスが白潮の動態に関わっていることが報告されている。

水深四〇〇〇メートルから六〇〇〇メートルの深海帯では、死滅した藻類が大量に有機物粒子の堆積（デトリタスとよばれる）となっている。深海底一平方メートルあたり最高で二八兆個のウイルスの存在が見いだされ、深海底の生態系でもウイルスの産生量がきわめて高いことが明らかとなった。ウイルス感染により死滅した生物の体は、深海生態系でほかの生物が利用できる有機物の重要な供給源になっていると考えられる。地球表面の五〇パーセント以上を占める深海底でのウイルスの活動は、地球環境的にも生物地球化学的にも重要な役割を果たしている。

ウイルスの活動は、地表の温度上昇を防ぐ雲の生成にも影響を及ぼしている。雲は水蒸気が水に凝縮するための核（雲凝結核）を介して生成されるが、雲凝結核の形成には大気中の硫化ジメチル（ジメチルスルフィド、ＤＭＳ）が関わっている。ＤＭＳは海水中で揮発性の生物活性をもったジメチルスルホニオプロピオナート（ＤＭＳＰ）が変換されて生じるものであるが、その重要な産生源は植物プランクトンである。植物プランクトンから放出されるＤＭＳＰの量は通常わずかであるが、動物プランクトンに捕食されたり、ウイルス感染により死滅したりすると放出量が増加する。海から放出されるDMSの量は大気中のDMSの三〇パーセントを占めることから、ウイルスがこのような硫化物の循環を介して気候変動に関係している可能性が指摘されている。

メタゲノム解析による海のウイルス探索

電子顕微鏡によるウイルス粒子検出やウイルス分離で得られる海のウイルスについての情報は、きわめて限られている。そこで、メタゲノム解析によるウイルス世界の探索が海洋でも行われている。原核生物で増殖したファージは、細胞を溶解して海水中に放出される。二〇一三年には、地中海の海水のサンプルについてのメタゲノム解析の結果が報告された。ここでは、二〇〇以上のファージの完全なゲノムの配列から、二一のゲノムグループが検出され、そのうちの一〇グループはこれまでまったく知られていない新種だった。

海洋調査タラ財団の帆船タラ号は海洋でのプランクトンの調査を目指し、二〇〇九年一一月から二〇一一年三月までの期間、北極海、大西洋、太平洋、インド洋、南極海の五大洋すべてと紅海、地中海、アドリア海でウイルス世界（ヴァイローム）の調査を行った。数メートル海面下の有光層の海水をホースでくみ上げ、二二〇ナノメートルのフィルターで沪過し、濃縮したサンプルについて二本鎖DNAウイルスを標的としたメタゲノム解析を行ったのである。なお、巨大ウイルスは、通常の細菌除去用のこのフィルターでは捕捉されるため、調査対象には含まれていない。

この調査に参加していたオハイオ大学のサリヴァン・マシューのチームは、DNAの部分的共通性からグループ分けして新種ウイルスを探索する手法を新たに開発し、それにもとづいた解析結果を二〇一六年九月、『ネイチャー』誌に発表した。全世界の海洋の太陽光が届く有光層の海水に、全部で遺伝子構造の異なる一五二二二のウイルス集団が見つかり、それらは遺伝子構造の類似性から八六七のグループに分けられた。ほとんどが未知のウイルスである。前述（114ページ）のように、細菌がウイルス（ファージ）に感染した痕跡がクリスパー領域のスペーサーに残るので、ウイルスの接種実験を行うことなく、宿主を遺伝子解析により見つけ出すことができる。そこで、未知のウイルスが感染する細菌を探索した結果、地球上に広く分布する八つの細菌のグループが推測された。さらに、これらのウイルスには硫黄と窒素の代謝に影響を与える遺伝子が検出された。海水中に存在する膨大なウイルスは、海洋における硫黄循環や窒素循環といった地球における気候変動の要因に深く関わっていると考えられる。

第6章　ウイルスの特性を利用する医療新技術

ウイルスは遺伝子の運び屋であり、感染した細胞を乗っ取って死滅させる破壊者でもある。これらの特性を担う遺伝子の構造が解明され、ウイルスの遺伝子を自由に改変できるようになったことで、ウイルスが革新的な医療技術に利用され始めている。その代表的な例を紹介する。

1　新世代ワクチン

ウイルスワクチンの歴史は、ウイルス増殖法の進展に伴っている。最初は、動物がウイルス増殖のために用いられた。これが**第一世代ワクチン**である。一七九六年にエドワード・ジェンナーが牛痘にかかったウシの膿を接種する種痘を開発した。彼は種痘を受けたヒトの腕の膿を別のヒトに接種するというヒト-ヒト継代で種痘を行っていたが、それから約五〇年後、一八四二年にイタリア・ナポリのネグリ医師がウシの皮膚で増殖させた牛痘ウイルスを接種する方式を考案した。ここから第一世代ワクチンの時代が始まった。一八八五年にはパスツールがウサギで継代した狂犬病ウイルスを開発した。一九三一年には孵化鶏卵培養法が生まれ、ニワトリの胚でウイルスを増殖させたワクチンが開発されるようになった。第一世代ワクチンの改良型である。代表的なものは、インフルエンザワクチンである。

一九五〇年代に細胞培養法が確立され、試験管内でウイルスを増殖させることが可能となり、**第二世代ワクチン**の時代となった。こうしてポリオ、麻疹、風疹、ムンプスなど、数多くのウイルスワクチンが開発されてきた。これらは、毒性を人為的に弱めたウイルスを用いたワクチン（**弱毒生ワクチ**

ン）、または毒性のあるウイルスを不活化したワクチン（**不活化ワクチン**）と、いずれもウイルスそのものを用いていた。

一九七〇年代に開発された**組換えDNA技術**により、ウイルス遺伝子を大腸菌や酵母、昆虫細胞、哺乳動物細胞などで発現させて、感染防御に働くウイルスタンパク質を産生させる**第三世代ワクチン**の技術が生み出された。この場合には、ウイルスが分離されていなくても、防御タンパク質の遺伝子配列にもとづいてワクチンが開発できる。第三世代ワクチンで人体用として承認されたものは限られているが、多くのウイルス感染に対して開発研究が盛んになっている。その一端を以下に簡単に紹介する。

ウイルス様粒子ワクチン

組換えDNA技術による最初のワクチンは**B型肝炎ワクチン**で、日本では一九八六年に承認された。B型肝炎ウイルスを増殖させる細胞は見つかっていない。ウイルス粒子の表面にあるカプシドタンパク質HBs（hepatitis B surface）抗原が感染防御に働くので、この遺伝子を酵母で発現させた組換えHBsを用いてワクチンが開発された。機構はよくわかっていないが、カプシドタンパク質は酵母の細胞内で自然に凝集してウイルス粒子によく似た構造をつくる。ウイルスのサブユニットであるHBsがウイルス様粒子になったものをワクチンとしているのである。同様のウイルス様粒子ワクチンとして、子宮頸がん予防用の**ヒトパピローマワクチン**がある。ヒトパピローマウイルスも分離されておらず、カプシドタンパク質の遺伝子を酵母または昆虫細胞で発現させて形成されるウイルス様粒子をワクチンとしている。このワクチンは日本では、昆虫細胞由来のサーバリックスワクチン（二〇〇九年）と酵母由来のガーダシルワクチン（二〇一一年）が承認されている。

ベクターワクチン

これはすでに弱毒生ワクチンとして用いられているウイルス、または家畜のウイルスなどヒトへの毒性がほとんどないウイルスを、防御タンパク質遺伝子の運び屋（ベクター）としたものである。たとえば、**デングウイルスワクチン**では、エンベロープタンパク質遺伝子を黄熱ワクチンに組込んだものが開発されている。デングウイルスには四つの型があるので、それぞれの型に対するワクチンをつくり、それを混合したものが用いられる。このワクチンは前述のように、二〇一五年末にメキシコとフィリピンで、人体用のベクターワクチンとしては初めて、承認された。**ウエストナイルウイルスワクチン**でも、黄熱ワクチンにエンベロープタンパク質遺伝子を組込んだワクチンが開発されている。

エイズワクチンとしては、ＨＩＶのエンベロープ遺伝子、構造タンパク質ｇａｇとｐｏｌの二つの遺伝子を、ヒトには病原性のないカナリアポックスウイルスに組込んだワクチンが開発されている。このワクチンの場合には、組換えＤＮＡ技術で作製したＨＩＶエンベロープタンパク質gp120をサブユニットワクチンとして接種したのちに、ベクターワクチンにより追加免疫するという、**プライムブースト**とよばれる方式による接種が行われている。

エボラウイルスに対しては、チンパンジーアデノ３型ウイルス、またはウシの水疱性口炎ウイルスに、それぞれエボラウイルスのＧＰ（エンベロープタンパク質）遺伝子を組込んだベクターワクチンが、二〇一四年の大流行で臨床試験に用いられた。

DNAワクチン

防御タンパク質のDNAをワクチンとして接種するもので、DNAは細胞内に取込まれて、細胞のタンパク質合成装置で防御タンパク質が産生される。これが抗原として免疫を誘導するのである。接種したタンパク質を抗原とするほかのワクチンと異なり、DNAワクチンはタンパク質の設計図を提示するもので、生体内でワクチンが合成されるわけである。DNAワクチンは、組換えワクチンとして究極の形とみなされるが、現実には免疫効果が低く、人体用として承認されたものはない。

二〇一五年には、**中東呼吸器症候群**（MERS）の予防用として、MERSコロナウイルスのDNAワクチンが開発された。このウイルスの防御タンパク質はウイルス表面に棘のように出ているスパイク（S）タンパク質なので、そのDNAワクチンが開発されてサルで有効性が確認されている。通常、DNAワクチンは筋肉内に接種されているが、この実験ではDNAの細胞内への取込みを増加させるために、ワクチンの筋肉内注射後に針電極でミリ秒の電気パルスをかけた（エレクトロポレーション）。これは細胞膜の透過性を高めるもので、DNAから発現されるワクチン抗原量が一〇〇倍増加するといわれている。この方式でワクチン接種を行った場合、アカゲザルでは抗体産生と細胞性免疫の成立が確認され、MERSコロナウイルスで攻撃すると肺炎病変の出現が抑えられていた。

DNAワクチンは、安全性がきわめて高いことから、DNAの発現効率を高めるプロモーターの改良に加えて、エレクトロポレーションのようなDNAのデリバリー技術の改良により、理想的なワクチンになることが期待されている。

2　がんのウイルス療法

二〇世紀のはじめから、ウイルス感染やウイルスワクチン接種を受けた場合にがんが小さくなることが観察されていた。一九四〇年代には、がんの治療にウイルス接種が試みられるようになった。その一つに、悪性リンパ腫の一種である**ホジキン病**の、**肝炎ウイルス**による治療の試みがあった。二名のホジキン病患者が肝炎にかかった際に一時的に症状が軽くなったのがきっかけで、一九四九年、二二名のホジキン病患者に肝炎患者の血清の注射が試みられた。最初の患者は肝炎で死亡し、一三名が肝炎を発症したが、七名で少なくとも一カ月間、ある程度の症状改善が見られた。まだB型肝炎ウイルスは発見されていない時代だったが、おそらく投与血清にはB型肝炎ウイルスが含まれていたと推測された。一九五二年にはウエストナイルウイルスが三四名のがん患者に注射され、四名で一過性の改善が見られた。一九六〇年代はじめ、開業医の浅田照夫は、ムンプス（流行性耳下腺炎）患者の唾液中のウイルスをラットの吉田肉腫（注1）に接種するとがんが小さくなることを見いだした。そこで、ムンプスワクチンの開発を行っていた大阪大学微生物病研究所からムンプスウイルスを分与してもらい、末期の胃がん、肺がんなどの患者九〇名に、静脈注射、腫瘍内接種などさまざまな経路で接種し、

（注1）一九四三年に吉田富三が樹立した移植可能なラットの腹水がん。がんの化学療法の研究などで広く用いられている。

四二名で腫瘍の縮小が見られたことを一九七四年に発表した。そののち、化学療法への期待が高まり、一九七〇年代終わりにはウイルスによるがん治療の試みは消えていた。

一九九一年にハーバード大学のロバート・マルツーザのグループが発表した報告がきっかけとなって、がんのウイルス療法が注目されるようになった。彼らは、**チミジンキナーゼ**とよばれる酵素の遺伝子を除去した単純ヘルペスウイルス1型を構築して、マウスに移植したヒトのグリオーマ（神経膠《しんけいこう》腫《しゅ》）に注射するとマウスの生存日数が伸びることを認め、遺伝子改変したウイルスによるがんの治療の可能性を示したのである。チミジンキナーゼはＤＮＡ合成に関与する酵素で、分裂中の細胞で増加するので、急速に分裂しているがん細胞はこの遺伝子が欠損したヘルペスウイルスにとって好適な増殖の場となる。

ところで、ウイルスと細胞の間では、お互いに生存をかけて闘う仕組みがある。その一つがウイルスに感染した細胞の自殺死である。正常な細胞は、ウイルスに感染するとまず自殺しようとする。これは**アポトーシス**とよばれる細胞の自衛手段で、細胞が死ねば、ウイルスは増殖できないため周囲の細胞に子孫のウイルスは広がらずにすむ。ところが、がん細胞はアポトーシスを起こしにくいため、ウイルスは増殖して多数の子孫ウイルスを産生しがん細胞を溶解するのである。二〇世紀なかばにウイルス感染でがんが小さくなる現象が見られたのは、がん細胞のアポトーシス抵抗性によると推測されている。

そこで、組換えＤＮＡ技術でウイルスを改変して、がん細胞に対する攻撃力を高める試みが進展している。その戦略は図のように三つに大別される（図６・１）。

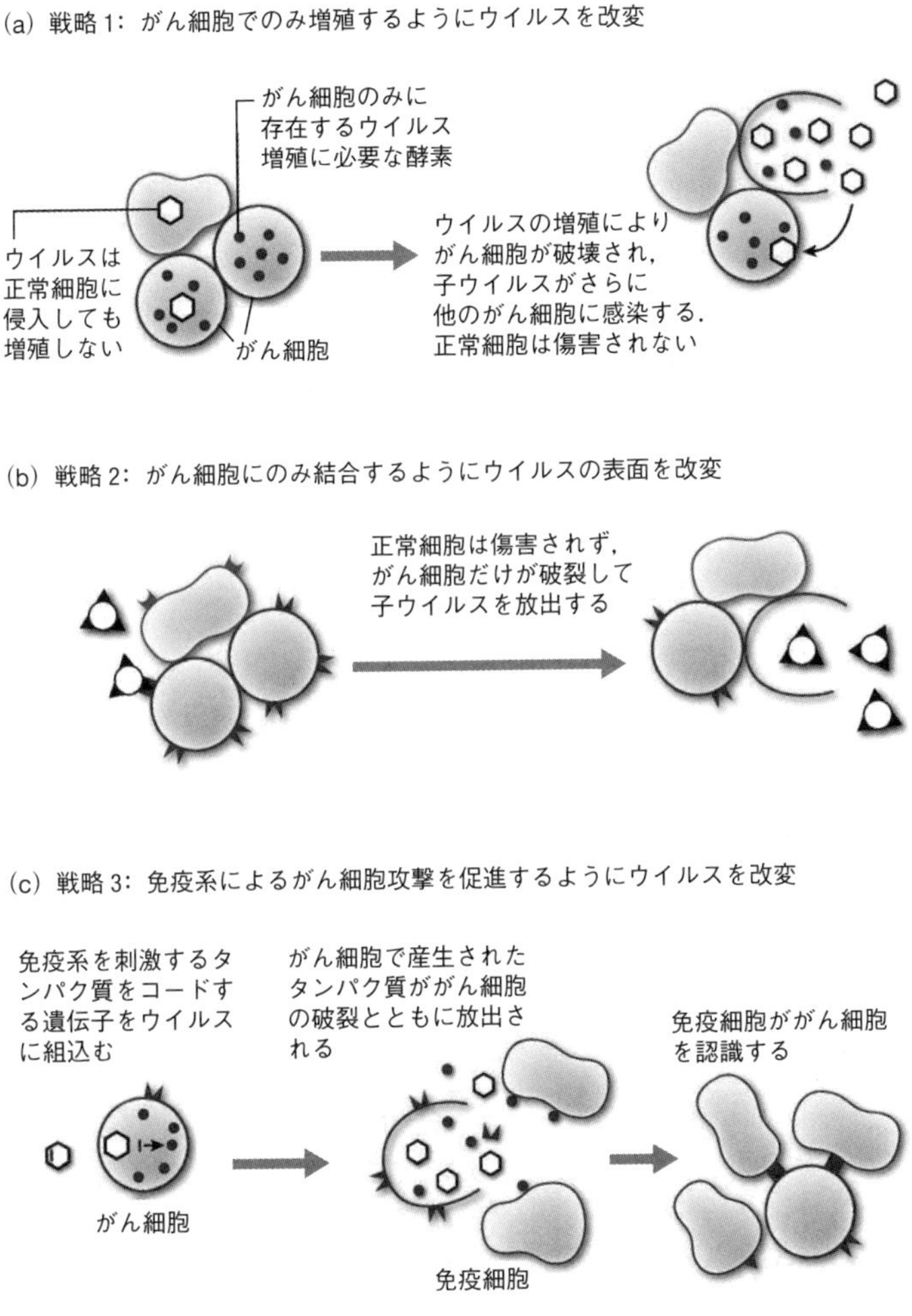

図 6・1　ウイルス改変を用いてがん細胞を攻撃する三つの戦略
J.Whelan, *New Scientist*, 19 November (2005) を一部改変.

第一の戦略は、がん細胞の中でのみ増殖し、正常細胞では増殖しないウイルスの作出である（図6・1a）。約二五〇のタンパク質をコードする一九万塩基対という大きなゲノムをもつワクチニアウイルスや、一〇〇ないし二〇〇のタンパク質をコードする一五万塩基対のゲノムをもつヘルペスウイルスなど、大型DNAウイルスではいくつもの遺伝子が関与する複雑なウイルス増殖機構が明らかになってきており、その知見を利用して、遺伝子改変により**腫瘍溶解性ウイルス**を作出する試みが盛んになっている。前述のチミジンキナーゼ遺伝子の改変は、その一例で、ヘルペスウイルスのほかにワクチニアウイルスでも行われている。

二番目の戦略は、がん細胞にだけ結合できるようにウイルスの表面を改変することである（図6・1b）。この戦略で開発が進んでいるのは**麻疹ウイルス**である。これは、ゲノムサイズが一万五〇〇〇塩基と、ヘルペスウイルスやワクチニアウイルスの一〇分の一しかなく、コードされる遺伝子もわずかに八個というRNAウイルスである。麻疹ウイルスは、リンパ系細胞の表面に存在するSLAMという受容体に結合して感染する。ネクチン4というタンパク質にも結合するが、これは胚の細胞ではよく発現しているが、成人で高度に発現しているのは胎盤だけである。東京大学医科学研究所の甲斐知恵子らは、さまざまながん細胞の表面にネクチン4が発現しており、その量ががんの悪性度に相関することに注目して、SLAMに結合できない麻疹ウイルスを構築した。このウイルスはがん細胞に感染するが、リンパ系細胞には感染しないので病気をひき起こすおそれはない。動物実験では乳がんや肺がんなどに対する治療効果が確認され、臨床試験に向けた準備が進んでいる。

三番目の戦略は、免疫系によるがん細胞の攻撃を促進するものである（図6・1c）。がんのウイルス療法の利点として、ウイルスにより溶解されたがん細胞の断片が免疫源となってがん免疫を誘導しうることがある。この手段の一つとして、顆粒球単球刺激因子（GM-CSF）の遺伝子を組込み、がん細胞を攻撃する細胞傷害性T細胞を誘導する方式がある。第一戦略としてアポトーシスを阻止する遺伝子とDNA合成に関わる遺伝子の機能を欠損させた単純ヘルペスウイルス1型に、GM-CSF遺伝子を組込んだ腫瘍溶解性ウイルスTalimogene laherparepvec（ブランド名Imlygic）は、二〇一五年一〇月に米国で皮膚とリンパ節の悪性黒色腫の治療用に承認された。東京大学医科学研究所の藤堂具紀は、同様に単純ヘルペスウイルス1型にアポトーシス阻止遺伝子とDNA合成遺伝子の機能を欠損させる第一戦略に加えて、ヘルペスウイルスに感染したがん細胞が免疫系に見つかりやすくなるような腫瘍溶解性ウイルスを構築した。ヘルペスウイルスには、免疫系の監視を免れるための遺伝子があるが、その遺伝子の働きを止めたのである。この腫瘍溶解性ウイルスを用いて、現在、脳の悪性グリオーマについて臨床試験が行われている。ワクチニアウイルスでは、チミジンキナーゼ遺伝子を欠損させたうえで、GM-CSF遺伝子を組込んだ腫瘍溶解性ウイルスJX-594が構築され、進行性で治療法のないさまざまな固形がんの患者で臨床試験が行われている。これは静脈注射で投与されるため、原発性のがんだけでなく、転移したがんにも効果が期待されている。

これら三つの戦略とは別に、自然界に存在するウイルスで正常細胞では増殖せず、がん細胞で増殖する腫瘍溶解性ウイルスを利用する試みがある。その一例が**レオウイルス**（reovirus）である。このウイルスは一九五〇年代終わりにヒトの呼吸器と腸管から分離されたもので、病気との関連が見つからなかったことで、呼吸器（respiratory）と腸管（enteric）由来の孤児（orphan）ウイルスとして最初のアルファベットをつなげた名前（reo）が付けられた。正常の細胞では増殖しないが、がん遺伝子のRasが発現しているがん細胞では増殖できることから、転移性または再発性の頭頸部扁平上皮がんなどで臨床試験が進んでいる。もう一つの例は**セネカウイルス**で、これは二〇〇二年に細胞培養の際に混入ウイルスとして分離されたものであり、ポリオウイルスと同じピコルナウイルス科に分類される小型RNAウイルスである（注2）。このウイルスは神経内分泌腫瘍や小細胞肺がんなどの小児がん細胞を正常細胞よりも一万倍くらい高い効率で溶解する。静脈注射で、転移性の神経内分泌腫瘍タイプの固形がんに対して臨床試験が行われている。

3　ファージ療法

ファージの命名者デレーユは、前述のように、最初からファージを用いた細菌感染の治療を念頭に置いていた。「敵の敵」を味方とする戦略である。一九二〇年にファージを赤痢患者に飲ませて治療に成功したのを受けて、パリで種々の細菌に対するファージの製造所を設立した。

一九一八年、ロシア帝国から独立したばかりのグルジア民主共和国は若手微生物学研究者ゲオルギー・エリアヴァをパリのパスツール研究所に派遣した。彼はその一年前に、コレラの研究中にトビリシ市内の川の水にコレラ菌を見つけたが、会議で中座していた間にコレラ菌が消失するという奇妙な事実を発見していた。パスツール研究所でデレーユが赤痢菌で同様の現象を見つけたことからファージを発見したことを知り、デレーユとすっかり意気投合した。帰国したエリアヴァは、一九三六年ソ連の一員になっていたグルジア共和国のトビリシに、デレーユに協力してもらってファージ療法の研究所の建設を始めた。翌年、彼はスターリンによる粛清で人民の敵というレッテルを貼られて処刑されたが、ソ連はファージ療法を重要視していて、一九三八年に研究所（現　エリアヴァ・バクテリオファージ・微生物・ウイルス研究所）は開設された。第二次世界大戦の際にはおもに軍のためにファージ生産が行われ、最盛期には一二〇〇人が働いていた。一九六三年には三万人あまりの子供を対象とした大規模な赤痢菌ファージの接種試験が行われた。その結果、対照として砂糖の錠剤を飲んだグループでは一〇〇〇人あたり六・七人が赤痢にかかったのに対して、ファージの錠剤を飲んだグループで赤痢にかかったのは一・八人と、四分の一近くまで減少した。

一九四〇年代になってペニシリンが登場し、抗生物質の時代が始まるとともにファージ療法はすたれていった。しかし、トビリシの研究所をはじめ東ヨーロッパではファージ療法は続けられていた。一九八二年、英国のウイリアム・スミスは、致死量の大腸菌を接種したマウスに対して、ファージの投与が抗生物質よりも優れていることを示し、翌年には病原性大腸菌の流行株を接種した仔ウシ、仔ブタ、仔ヒツジで、ファージ療法が有効なことを発表した。この一連の研究発表が二一世紀に始まる**ファージ・ルネッサンス**のきっかけとなった。

一九八〇年代から一九九〇年代にかけて抗生物質耐性菌の問題が深刻になってくるとともに、

（注2）セネカウイルスは米国中西部のブタでの感染例が増加している。口に水疱ができるため、口蹄疫と混同されるおそれのあることが問題になっている。

ファージ療法が注目されるようになった。ファージは特定の細菌だけに感染して増殖し、その細菌を溶かすため、それぞれの細菌に対するファージを用いなければならないという欠点がある。一方、ファージは目的とする細菌だけを攻撃するため、抗生物質のように善玉菌も含めて多くの細菌を攻撃することはないという利点をもっている（図6・2）。

英国では、一〇頭の慢性の緑膿菌による慢性耳炎のイヌの耳の中にファージを投与する試験が行われ、治療効果が確認された。さらに、二四名の抗生物質耐性の緑膿菌による慢性耳炎の患者でも同様の試験が行われ、大部分の患者で症状の改善が見られた。全身火傷で緑膿菌感染が起こり、抗生物質が効かなかった一人の患者の感染皮膚にファージ液を浸した紙を貼ることで緑膿菌が消失したことも報告されている。

国際的な臨床評価基準にもとづく最初の臨床試験として、火傷での大腸菌または緑膿菌感染について、二種類のファージ混合液の安全性、有効性などを評価する臨床試験が二二〇人の患者を対象として計画され、二〇一五年六月からフランス、ベルギー、スイスの三カ国で試験が始まっている。

ファージ療法への期待が高まっているものの、製薬企業に積極的な動きはない。その理由は、アメリカ合衆国最高裁判所が天然に存在する遺伝子は特許の対象にならないとした判決が、自然界から分離したファージにもあてはまる可能性があるためといわれている。また、米国食品医薬品庁（FDA）ではファージは現在、医療用製品とみなしており、品質管理や新薬のような臨床試験の枠組みがまだできていない。遺伝子を改変したファージであれば特許の対象になるとして、前述のクリスパー・キャスナイン（CRISPR/Cas 9、112ページ、コラム参照）による**ゲノム編集技術**で抗生物質耐性菌のみ

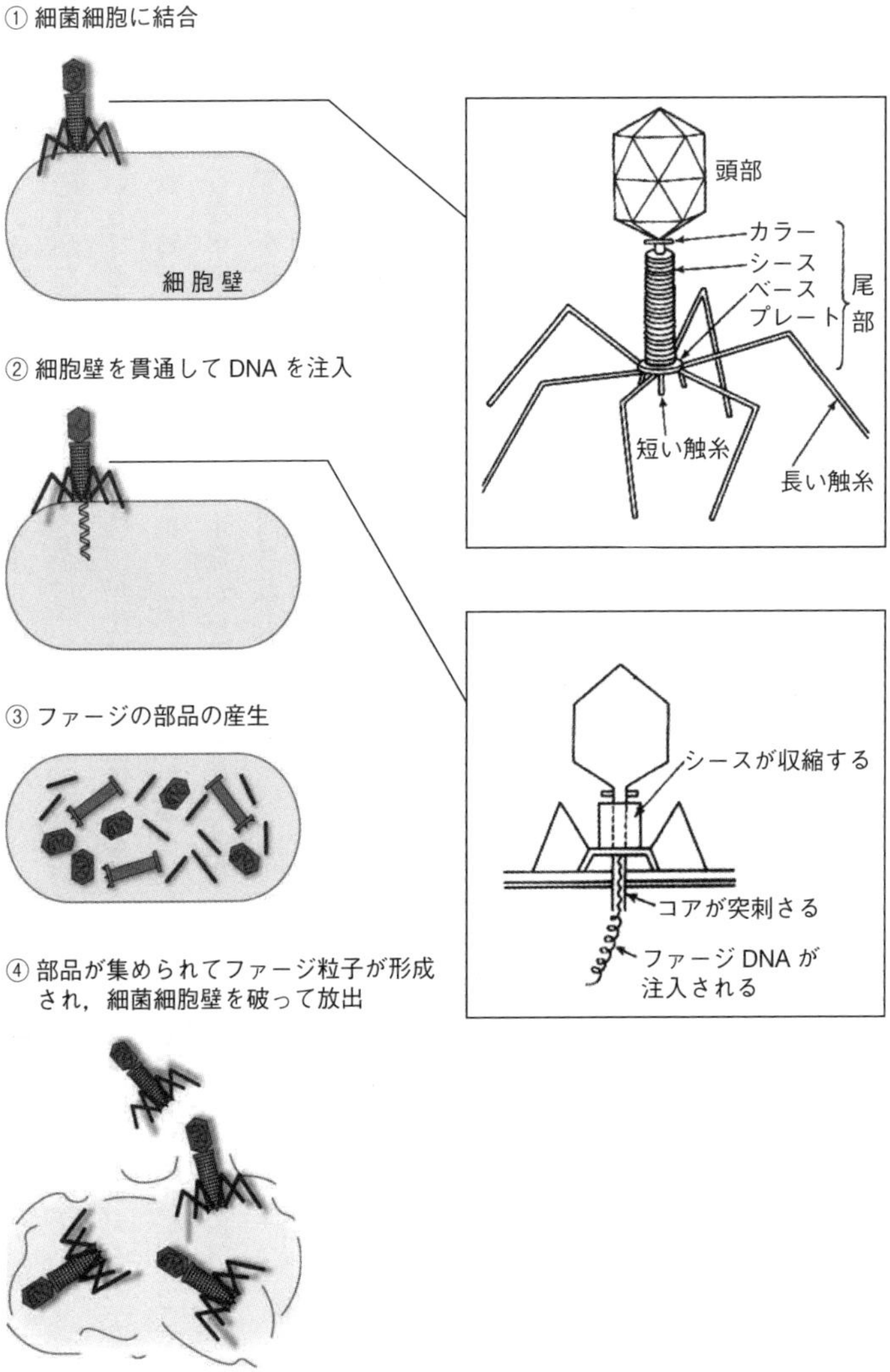

図 6・2　ファージが細菌を攻撃する仕組み

を殺すファージの作出も試みられている。

ヒトへの応用がなかなか進まないなか、ベンチャー企業はファージ療法の農業や環境分野への応用を加速している。カナダでは、二〇〇〇年に腸管出血性大腸菌O157に感染したウシの糞が肥料として用いられ、地下水を汚染した結果、二〇〇〇人以上がO157に感染し七名が死亡したことがある。このような事態を防ぐために、牛糞から肥料をつくる過程で液状化する際に大腸菌ファージを加えて、O157を除去することが検討されている。

食中毒の予防にもファージの利用が試みられている。リステリア菌は自然界に広く存在する細菌でウシやヒツジでは脳炎や乳房炎を起こし、生の牛乳で見つかることもある。妊娠した女性では流産や死産、高齢者や免疫不全の患者では髄膜炎を起こすこともある。米国では、毎年約二五〇〇人の感染者が出ており、そのうち二〇パーセントが死亡している。北海道ではこの菌に汚染したナチュラルチーズによる集団食中毒が起こったこともある。FDAは、二〇〇六年に食品添加物としてリステリア菌ファージを使用することを初めて承認した。ハムなどインスタントの肉製品に包装前に振りかけて、リステリア菌の汚染を防ぐために用いられている。

赤痢菌には四つの菌種（志賀赤痢菌、フレキシネル赤痢菌、ボイド赤痢菌、ソンネ赤痢菌）があり、発展途上国では年間推定で二〇〇万人に出血性下痢を起こしている。先進国ではソンネ赤痢菌がおもな原因菌で、開発地域で多発している。世界的広がりに加えて抗生物質耐性の赤痢菌の出現に対抗するための試みの一つとして、二〇一六年に、韓国の川や流れで分離した赤痢菌ファージ三種類で四種の赤痢菌の増殖を阻止しうることが発表された。これらのファージが、衛生環境の悪い状態での赤痢対策に利用できる可能性が出てきた。

4　遺伝子治療

病気の原因についての理解が進むにつれて、一個の遺伝子の欠陥から起こっている病気が見つかってきた。そのような場合、病気の原因遺伝子を正常な遺伝子に置き換えることで治療ができるはずである。そこで考え出されたのが**遺伝子治療**である。ウイルスが細胞内にウイルス遺伝子を持込む能力を利用して、病気の原因遺伝子の代わりとして正常な遺伝子をウイルスに組込んで細胞内に導入することにより、病気を治療しようという方法である。この場合、ウイルスは遺伝子の運び屋となるため、**ウイルスベクター**とよばれている。

遺伝子治療の最初の臨床試験は、一九九〇年に米国で行われた。患者は**アデノシンデアミナーゼ**（ADA）欠陥による重症複合型免疫不全症の少年だった。ADAは抗体産生や細胞性免疫の担い手であるリンパ球の増殖に必要な酵素であるため、この病気の患者では、ウイルスや細菌などの感染症に対する抵抗力が著しく損なわれている。治療にはADAを毎週注射するという補充療法が試みられていたが、あまり効果はなかった。そこで、ADA遺伝子を組込んだマウス白血病ウイルスをベクターとして患者のT細胞にADA遺伝子を導入し、このT細胞を患者に注射するという遺伝子治療が試みられた。

遺伝子治療の臨床試験はそののち世界各国で盛んに行われるようになり、対象とされた病気は、がんが最も多く、ほかにＨＩＶ感染、リウマチ、血友病など、多岐にわたっている。成功例の一つとみなされたものに、二〇一二年に報告された副腎白質ジストロフィーという神経疾患に対する遺伝子治療がある。これは、六〜八歳の男子で発病が見られ大部分は成人になるまでに死亡する病気で、ＡＢＣＤ１という遺伝子に変異があるために起こる。遺伝子の一部を欠損させて増殖できなくしたＨＩＶをベクターとして正常なＡＢＣＤ１遺伝子を導入する遺伝子治療を二名の患者に行った試験では、二人ともはっきりした症状の改善が三年以上持続していた。

最近、注目されているのは遺伝子変異による網膜の変性疾患に対する遺伝子治療である。網膜の変性はこれまでは治療が困難とみなされてきたが、眼が処置しやすく、かつ観察しやすい組織ということもあって、遺伝子治療の最前線に躍り出ている。対象になった病気の一つは、**レーバー先天黒内障**で、幼児期から網膜が変性を起こし、三、四〇歳までには完全に失明する。この患者の約一割では、ＲＰＥ65というタンパク質の遺伝子に変異がある。このタンパク質は視細胞の感受性を維持し、活性を促進しており、これが欠けると視覚情報を脳に送る働きをする視細胞が死滅する。ベクターとしてアデノ随伴ウイルスに正常なＲＰＥ65遺伝子を組込んで網膜下に注射する臨床試験がペンシルバニア大学で一五名の患者に行われた結果、注射してから一カ月後には視力の著しい改善が見られ、二〇一二年の時点では効果が三年間持続していた。しかし、二〇一五年の報告によると、効果は一年ないし三年目までが最大で、そののち低下し始めていた。ロンドン大学で行われた臨床試験でも当初、視力は改善したが、一二カ月後には低下した。恒久的な治療にはなっていなかったが、次のステップへの手がかりになることが期待されている。もう一つは、**コロイデレミア**という網膜の変性疾患で、五万人に一人くらい起こる難病である。これはＲＥＰ‐１というタンパク質をコードするＣＨＭ遺伝子の欠陥により起こる。ＲＥＰ‐１が欠けると網膜の細胞は機能を失い、徐々に死滅する。二〇歳くらいで発病すると五〇代で失明する。オックスフォード大学のグループの二〇一四年の報告では、正常なＣＨＭ遺伝子をアデノ随伴ウイルスに組込んで網膜下に注射する遺伝子治療を六名に行った結果、半年後にはすべての患者で視力の改善が見られていた。この病気は進行が遅いので、生き残っていた視細胞の機能が導入された遺伝子により回復したものと推測されている。

遺伝子治療では治療効果とともに、ベクターとしてのウイルスの安全性が重要な課題になっている。安全性に関わる事態はこれまでに二回起こっている。最初は、一九九〇年に米国でアデノウイルスベクターを用いた遺伝子治療を受けていた子供が死亡したことであった。これはウイルスベクターを何回も注射した結果、アデノウイルスに対する免疫反応が起こったためと考えられている。

二回目は二〇〇二年にフランスで遺伝子治療の結果、二名の患者があいついで白血病になった事例である。患者はＸ連鎖重症複合免疫不全症で、Ｘ染色体上の遺伝子に欠陥があるため免疫能力が非常に低下している難病である。二〇〇〇年に最初の臨床試験が行われた結果、免疫能力が正常にもどり、つづいて全部で一一名に同じ治療が行われ、そのうち九名に治療効果が確認された。それまで遺伝子治療で成功した例はきわめて限られていたので、奇跡的な成果として大きな期待が寄せられた矢先、白血病の発生という事態になったのである。一名の患者ではベクターとして用いたマウス白血病ウイルスの遺伝子が挿入された部位は白血病遺伝子の内部であり、もう一人ではこの白血病遺伝子の近くだったため、眠っていた白血病遺伝子が刺激されて活性化し白血病を起こしたと考えられた。

この事例は、染色体の中の特定の部位に遺伝子を挿入する技術がまだ確立されていないために起こったものである。前述のクリスパー・キャスナインのゲノム編集技術は正確な部位で遺伝子の改変ができるため、遺伝子治療の分野でも大きな期待が寄せられている。京都大学ウイルス研究所の小柳義夫らは二〇一三年、細胞に組込まれているＨＩＶにゲノム編集を試みた結果、ＨＩＶの発現が著しく抑制されたことから、ＨＩＶ感染の遺伝子治療の可能性を提唱している。常染色体の単一遺伝子の異常による嚢胞性線維症では、マウスのモデルや患者のｉＰＳ細胞についてゲノム編集が試みられている。がんでは腫瘍ウイルスの不活性化や腫瘍抑制因子の誘導に利用できる可能性などがあげられている。

あとがき

ウイルスが細菌とは異なる存在ということが明らかにされ、ウイルス学が進展し始めたのは、第二次世界大戦後である。一九五三年には日本ウイルス学会が設立された。私の恩師の東京大学獣医畜産学科家畜細菌学教室の越智勇一教授は、学会設立発起人の一人として、第2回総会の会長を務められ、私たち教室員も総会の運営を手伝った。一九五六年、私は越智先生の紹介で北里研究所（北研）に入所し、初めてウイルスと取組むことになった。与えられた課題は、国立予防衛生研究所（予研）（現・国立感染症研究所）、日本BCG研究所と共同で、天然痘ワクチン（ワクチニアウイルス）の耐熱性を改良することである。天然痘流行地のアジア、中近東、アフリカでは、冷蔵設備が乏しかったため、冷蔵の必要のないワクチンが望まれていたのである。天然痘は一九八〇年にWHOにより根絶が宣言された。私たちの耐熱ワクチンはネパールでの根絶に用いられた。

ワクチニアウイルスの実験はウサギや孵化鶏卵で行われた。ウイルス学の初期だったのである。一九六一年から三年間のカリフォルニア大学への留学ののち、私は国立予防衛生研究所に新設された麻疹ウイルス部に移った。麻疹ワクチンの国家検定が私に課せられた業務だった。一九六〇年代は、細胞培養ワクチンの黄金時代の始まりだった。ポリオ、麻疹、風疹、ムンプスなどのワクチンが相次いで開発された。当時、予研では、これらのワクチンの検定と研究用に年間千頭以上の野生サルを輸入していた。一九六七年、アフリカ産のサルから致死的なマールブルグウイルス感染がドイツとユーゴスラビアで突然発生し、社会に大きな衝撃を与えた。ウイルス専門家としてサルの安全対策委員会のまとめ役を務めていた私は、この時以来、マールブルグウイルスを初め、ラッサウイルス、エボラウイルスなど相次いで出現したエマージングウイルスへの安全対策の確立にも関わることになった。

研究テーマの麻疹ウイルスでは、発熱や発疹など激しい症状を伴う麻疹の発病機構をウイルス学的に研究することを目指した。しかし、サルに麻疹ウイルスを接種しても、ほとんど無症状だった。そこで、注目したのが麻疹ウイルスと近縁の牛疫ウイルスである（本文で紹介したように麻疹ウイルスの祖先とみなされている）。これは、ウシに致死的感染を起こすが、ウサギに順化した生ワクチンはウシでは弱毒で、ウサギでは致死的感染を起こす。そこで、牛疫ウイルスのウサギモデルで発病機構の研究を行った。

一九七九年私は、東京大学医科学研究所（医科研）に新設された実験動物研究施設に移った。医科研は当時進展し始めた遺伝子解析の中心的存在であり、牛疫ウイルスと麻疹ウイルスの遺伝子解析が私の研究テーマに加わった。その頃、国連食糧農業機関（FAO）による牛疫の根絶計画が進行中だった。牛疫は、農業の重要な担い手であるウシで一〇〇%近い致死率を示すため、ローマ帝国の東西分裂の引き金になるなど、四千年にわたって世界史をゆるがせてきた病気である。牛疫根絶作戦が行われていたのは、WHOの天然痘根絶の際に、耐熱性ワクチンを必要としていた地域で、牛疫ワクチンでも耐熱性が求められていた。そこで、北研時代の経験をもとに、耐熱性天然痘ワクチンに牛疫ウイルスのエンベロープ遺伝子を組込んだベクターワクチンを開発した。私はFAO専門家として根絶計画に参加したが、このワクチンは、野外試験を始める前に、従来のワクチンにより二〇〇一年以後、牛疫の発生が見られなくなったため、実用化には至らなかった。一〇年後の二〇一一年、FAOと世界動物保健機関（OIE）は合同で、牛疫の根絶を宣言した。これまでに根絶されたウイルス感染症は天然痘と牛疫だけであり、私は両方の根絶に関わるという、貴重な経験ができた。

こうして半世紀にわたる私の研究人生では、動物実験から培養細胞、遺伝子解析というウイルス学の進展を直接体験してきたが、研究対象としたのは病原体としてのウイルスに限られていた。退官後、病原ウイルスでなければ研究費が獲得できないといった束縛から解き放たれて、ウイルスの存在意義を考え直してみると、そこには生命体としてのウイルスの世界が、ゲノム科学の進展に支えられて急速に開かれ始めていた。そこで、一九九五年以来続けていた連続講座「人獣共通感染症」http://www.jsvetsci.jp/05_byouki/ProfYamauchi.html を一八〇回で終え、現在は「生命科学の雑記帳」http://www.primate.or.jp/category/zakki/で共生するウイルスを中心とした解説を行っている。本書はそれらの延長になったといえる。

大学時代を振返ってみると、越智先生はコッホの時代から続いていた伝染する病原細菌という視点だけでなく、体内の常在細菌叢の役割に注目する必要性を強調されていた。現在脚光を浴びている腸内細菌学の領域を確立した光岡知足さんは、越智教室の一年先輩で、当時はニワトリの腸内細菌叢の探索に没頭していた。彼が初めて提唱した善玉菌、悪玉菌という概念は、ウイルスの世界にもあてはまるようになってきた。現在、私が思い描いているウイルスの世界像の原点は、越智教室にあったのである。

本書をまとめるにあたっては、甲斐知恵子博士、丸山　正博士、大石和恵博士、三瀬勝利博士、森川茂博士、宮沢孝幸博士、堀江真行博士、斎藤　泉博士から貴重なコメントをいただいた。藤幸朋子博士には文献の入手にご協力いただいた。出版にあたっては、東京化学同人編集部　住田六連氏、石田勝彦氏、中村沙季氏にお世話になった。これらの方々に御礼申し上げる。

山　内　一　也

や～わ

な　行

は　行

ま　行

さ　行

た　行

索　　引

あ　行

か　行

科学のとびら62
ウイルス・ルネッサンス
ウイルスの知られざる新世界

二〇一七年 二 月一〇日 第一刷 発行

著 者 山 内 一 也
発行者 小 澤 美 奈 子
発行所 株式会社 東京化学同人
東京都文京区千石三-三六-七(〒一一二-〇〇一一)
電 話 〇三-三九四六-五三一一
F A X 〇三-三九四六-五三一七
URL : http://www. tkd-pbl. com/

印刷・製本 日本フィニッシュ株式会社

 ISBN978-4-8079-1503-3